RECHERCHES PRATIQUES

SUR

LES PRINCIPALES DIFFORMITÉS

DU CORPS HUMAIN

ET SUR LES MOYENS D'Y REMÉDIER.

IMPRIMERIE DE E. DUVERGER,
RUE DE VERNEUIL, N° 4.

RECHERCHES PRATIQUES

SUR LES PRINCIPALES

DIFFORMITÉS

DU

CORPS HUMAIN

ET SUR LES MOYENS D'Y REMÉDIER.

OUVRAGE ORNÉ DE PLANCHES LITHOGRAPHIÉES
REPRÉSENTANT LES MACHINES OSCILLATOIRES ET LES INSTRUMENS
EMPLOYÉS DANS LA CHIRURGIE ORTHOPÉDIQUE.

PAR JALADE-LAFOND,

DOCTEUR EN MÉDECINE,

MEMBRE DE LA SOCIÉTÉ DE MÉDECINE PRATIQUE, etc.

DEUXIÈME PARTIE.

DES DIFFÉRENTES ESPÈCES DE DIFFORMITÉS EN PARTICULIER.

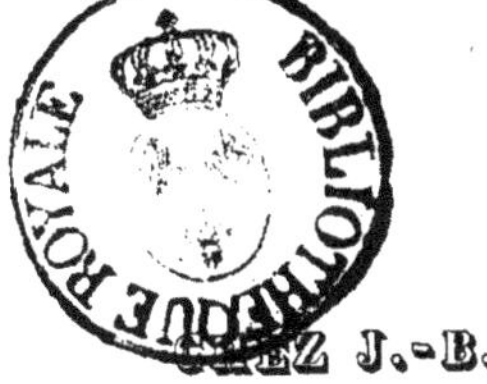

Paris,

CHEZ J.-B. BAILLIÈRE, LIBRAIRE,

RUE ET VIS-A-VIS L'ÉCOLE DE MÉDECINE, N° 13 BIS.

CHEZ L'AUTEUR, RUE DE RICHELIEU, N° 46.

LONDRES,

CHEZ J.-B. BAILLIÈRE, 3 BEDFORT STREET, BEDFORT SQUARE.

BRUXELLES,

AU DÉPÔT DE LA LIBRAIRIE MÉDICALE FRANÇAISE.

1829.

RECHERCHES PRATIQUES

SUR

LES PRINCIPALES DIFFORMITÉS

DU CORPS HUMAIN

ET SUR LES MOYENS D'Y REMÉDIER.

DEUXIÈME PARTIE.

CHAPITRE PREMIER.

De la courbure latérale du rachis, ou de la scoliose.

La courbure latérale (scoliose) est de toutes les courbures du rachis la plus fréquente. Dans cette maladie, plus ou moins de vertèbres sortent de leur ligne naturelle soit sur le côté droit, soit sur le côté gauche, et rendent par conséquent un des côtés convexe et saillant (gibbosité latérale), tandis que l'autre au contraire devient concave. Lorsque le mal n'est pas très considérable, l'on n'observe pas d'autre difformité que celle qui vient d'être indiquée; le rachis est courbé latéralement; l'épaule du côté convexe est un peu plus élevée que l'autre, et la moitié convexe est en même temps plus large et plus pleine que la moitié opposée. Le côté concave offre cependant déjà un pli, auquel s'en ajoutent d'autres lorsque le mal continue à faire des progrès, ce qui démontre très distinctement l'inflexion du corps en cet endroit. Mais si le mal n'est pas arrêté assez à temps, il ne se borne pas à cette courbure simple et légère; lorsqu'une fois le commencement est fait pour une petite déviation, il est très rare que la nature revienne spontanément dans le bon chemin, attendu que le degré médiocre de ce vice renferme toujours implicitement le degré plus élevé, et l'amène d'autant plus sûrement que le malade se tient davantage dans la station debout. La courbure devient de plus en plus forte, les plis de la moitié concave augmentent, et le côté convexe devient plein et tendu. Lorsque le mal est porté à un haut degré, il ne s'arrête pas à une courbure latérale du rachis, il s'y joint une distorsion de tout le tronc qui rend le mal plus compliqué. Les côtes de la moitié convexe se courbent en même temps aussi en arrière, et causent par là une bosse en arrière. Mais pendant qu'elles sont trop convexes dans la région des vertèbres dorsales, et qu'elles forment une gibbosité en arrière, elles rendent, en devant et dans la région du sternum le *thorax* plat et même infléchi. Sur le côté concave, au contraire, les côtes se portent trop en devant, et occasionnent par conséquent une bosse en avant, tandis qu'elles présentent un enfoncement en arrière. Lorsque, donc, la saillie des côtes en arrière a lieu sur le côté droit, elles sont convexes en devant sur le côté gauche; mais la dernière convexité est toujours moindre, attendu que les côtes sont plus molles et plus flexibles à la partie antérieure, et ne contractent pas si facilement une direction fausse qu'à la face postérieure. Avec cette torsion des côtes s'accorde aussi parfaitement la position des vertèbres, car leurs apophyses épineuses ne restent plus tournées en arrière, et ne sont plus directement posées les unes sur les autres, mais elles dévient plus ou moins sur le côté, et sont par conséquent en harmonie parfaite avec la position des côtes.

Le mal ne s'arrête pas même à cette difformité compliquée; souvent la courbure latérale supérieure est suivie d'une seconde, même d'une troisième, et quatrième, plus inférieures; lorsque, par exemple, les vertèbres dorsales supérieures font saillie à droite, leur pression sur les inférieures et le maintien du malade font que les vertèbres inférieures du dos ou les vertèbres lombaires dévient à gauche, et que tout le rachis prend par conséquent une forme sinueuse. Sous cette courbure latérale inférieure que nous supposons ici, il s'établit parfois une troisième courbure vers le côté droit, et au-dessous de celle-ci encore une autre à gauche. De cette manière une courbure refoule toujours l'autre en quelque sorte, et le corps n'est pas autant déformé par plusieurs de ces torsions que par une seule, qui est très considérable; cependant toutes les fois que j'ai vu de ces torsions opposées l'une à l'autre, elles étaient toujours peu considérables; je n'en ai jamais observé plus de deux fort développées.

Mais le déplacement des vertèbres existe aussi plus ou moins dans ces courbures inférieures, et si par conséquent les apophyses épineuses des vertèbres saillantes à droite sont proéminentes du même côté, celles des vertèbres inférieures déviées à gauche regardent également de ce côté, etc. La torsion des vertèbres dorsales inférieures et lombaires n'est pas aussi importante, attendu qu'elles n'ont point de côtes ou que celles-ci sont très courtes, et ne peuvent par conséquent pas contribuer autant à la difformité du corps que les vertèbres dorsales supérieures. Le rachis décrit une forte courbure à droite, et lorsque cette torsion a lieu, les vertèbres sont tellement tournées qu'on peut distinguer leur articulation avec les côtes. Les vertèbres cervicales et lombaires ont au contraire pris la direction opposée; sur celles-ci le côté gauche est moins visible que le côté droit.

Souvent la scoliose est compliquée de cyphose, dont nous traiterons dans le chapitre suivant; et dans ce cas, les côtes descendent quelquefois jusque dans le grand bassin. Cela a lieu souvent aussi d'un côté seulement, dans la scoliose simple, lorsque la courbure latérale est très forte, et que l'un des côtés est très rapproché de l'os des îles.

Mais chez beaucoup de malades affectés de courbure latérale du rachis, les côtes du côté concave reposent sur le bassin. Cependant elles ne sont pas toujours déprimées en bas; leur situation et leur position sont plus ou moins irrégulières, ainsi que nous l'avons déjà dit. Lorsque le tronc a une inflexion concave, elles sont communément situées trop près les unes des autres, et souvent même les unes sur les autres; lorsqu'au contraire la bosse latérale est convexe en devant, elles sont ordinairement éloignées les unes des autres. Mais ceci n'est pas une règle générale.

Indépendamment des côtes, l'omoplate du côté convexe subit aussi un changement considérable dans sa position, et quelquefois même dans sa situation. Lorsque le mal n'est pas fort considérable, l'omoplate s'élève avec l'épaule plus haut qu'elle ne devrait être placée dans l'état normal. Mais lorsque les côtes subjacentes se courbent insensiblement beaucoup en dehors, elle est en même temps entraînée en dehors. Sa position change néanmoins le plus souvent lorsque les côtes placées sous lui se courbent avec une convexité, et la pressent en arrière : mais comme les côtes supérieures, les première, seconde, troisième et quatrième, ne sont pas si fortement tortues que les inférieures, les cinquième, sixième, septième et huitième, la position du scapulum devient toujours très inégale dans ce cas, et il arrive souvent de là que son angle inférieur est très saillant et proémine quelquefois beaucoup. La même chose peut avoir lieu pour le bord postérieur ou interne de cet os, comme cela se voit lorsque la saillie des côtes en arrière est considérable, et que le scapulum perd la position qui lui convient. Ce changement de position influe aussi sur la structure de cet os; on le trouve le plus ordinairement plus petit qu'il ne devrait l'être, quelquefois cependant plus ou moins courbé, plus ou moins déformé; j'ai aussi vu que sa substance était devenue plus mince.

Enfin les os pelviens prennent aussi part à la torsion et au déplacement des os du tronc. Plus la scoliose et le déplacement qui l'accompagne sont considérables, plus le mal se rapproche du bassin, plus son influence est grande sur ce canal osseux; tandis qu'une légère courbure latérale, et principalement des vertèbres dorsales supérieures, ne contribuent souvent que peu ou point à la déformation du bassin. Lorsqu'au contraire celui-ci prend part à la difformité, il devient non-seulement plus élevé d'un côté que de l'autre, mais en même temps oblique. L'os des îles du côté droit est plus élevé que le gauche, mais sa forme est aussi toute autre que celle du dernier. La même chose a lieu pour toutes les autres pièces osseuses du bassin; c'est pourquoi son espace interne est oblique et irrégulier. Les figures feront voir cela mieux que je ne puis le dire, c'est pourquoi j'y renvoie. Mais je dois ajouter ici, attendu que cela peut être d'une grande utilité pratique, que si la courbure est simple, et que le bassin prenne part à la déformation, l'os des îles est toujours placé plus haut que celui du côté opposé à la bosse latérale. Jamais la hanche plus élevée ne se trouve dans ce cas du même côté de la bosse, mais toujours du côté opposé. Lorsqu'il existe au contraire plusieurs courbures latérales à la fois, l'obliquité du bassin se règle toujours sur la courbure la plus inférieure, et est avec elle dans le même rapport dans lequel elle se trouve avec la courbure simple. Ici l'os des îles opposé à la courbure inférieure est le plus élevé. Lorsque les os sont la cause primitive de la torsion du rachis, le bassin y prend toujours plutôt part que lorsque cela n'a pas lieu, et il est toujours déformé d'autant plus promptement que la maladie a commencé de meilleure heure. Plus l'enfant affecté de ce mal est petit et jeune, plus il y a à craindre une difformité du bassin; plus au contraire l'homme est avancé en âge, plus les os de son bassin sont formés et forts, moins ils peuvent prendre part à cette affection. Le bassin de la femme est beaucoup plus sujet à l'influence fâcheuse de cette maladie que celui de l'homme. Plus la scoliose est compliquée de cyphose, d'autant moins le bassin est irrégulièrement rétréci; plus au contraire la première existe seule, d'autant plus grand devient ordinairement le promontoire et d'autant plus se rétrécit l'espace du bassin. Plus les membres inférieurs sont tortus en même temps que le rachis, comme cela a coutume d'avoir lieu chez les enfans rachitiques, plus sûrement on peut croire à la difformité du bassin. Tout cela constitue, je ne dis pas des lois, mais des phénomènes tellement constans, qu'on pourrait presque en faire des lois. Une foule de préparations et un grand nombre de personnes encore vivantes m'ont confirmé dans l'opinion que j'émets.

La scoliose de la colonne vertébrale a lieu presque à tout âge, sans doute plus souvent chez des enfans d'un à trois ans que chez ceux qui sont plus âgés; mais il n'est pas rare de la voir affecter de jeunes personnes de douze à dix-huit ans et des hommes de trente à quarante ans et au-dessus. Comme plusieurs causes qui déterminent cette maladie agissent aussi sur des personnes adultes et âgées, il faut naturellement qu'elles produisent aussi le mal chez elles. Cependant la difformité, chez les adultes, ne parvient jamais au degré qu'elle atteint chez les enfans des premières années. Chez les grandes personnes le mal s'arrête le plus ordinairement à la simple courbure latérale du rachis, il ne va pas jusqu'à la déformation du tronc, soit parce que la nature, soit aussi parce que le malade étant adulte, résiste plus au mal qu'un enfant. Les causes du mal sont : la débilité et le ramollissement des os résultant du rachitisme, des scrofules, d'une nourriture de mauvaise qualité, d'un mauvais air et d'autres influences fâcheuses et nuisibles à la santé. Aussi beaucoup d'enfans semblent hériter de leurs parens d'une certaine prédisposition à cette faiblesse des os. On trouve assez souvent que le père ou la mère a le corps de côté, et que plusieurs de leurs enfans offrent la même difformité. De toutes les courbures du rachis, la scoliose est celle qui est le plus souvent causée par les os, quoiqu'on ne puisse nier qu'elle ne soit souvent la suite d'une activité musculaire irrégulière. Cependant lorsqu'elle succède à la maladie des os, elle affecte ordinairement des enfans, rarement des adultes. Chez les derniers, elle se montre ordinairement et parfois aussi chez les enfans, comme le phénomène de l'antagonisme de plusieurs muscles du dos. Cela a lieu surtout dans une mauvaise tenue du corps, lorsqu'on tient une épaule plus élevée que l'autre, et que les courbures latérales du rachis sont inévitables, comme cela se voit, par exemple, chez beaucoup d'hommes de bureau, chez des brodeuses au métier, chez les tourneurs, etc. Plus l'homme se tient dans une de ces mauvaises positions, plus les muscles s'habituent à cette fausse tenue, qui devient peu à peu pour eux une seconde nature. De même la station couchée sur un côté dans le lit, l'habitude de porter les enfans d'un côté, d'être assis d'un côté dans les voitures, et autres habitudes dans la station, peuvent occasionner le vice en question. La formation du mal peut être due enfin à tout ce qui paralyse ou affaiblit les muscles d'une moitié du tronc, ou qui les met en trop grande activité, et y cause par conséquent des contractions trop fortes.

Beaucoup d'auteurs placent encore parmi les causes de la scoliose, la suppuration du corps des vertèbres et de leurs ligamens, laquelle a lieu ordinairement, par métastase d'une irritation morbifique sur ces parties, à la suite de la variole, de la rougeole, de la scarlatine, de l'arthritis et autres affections, mais aussi par suite de coups, de contusions, etc. La colonne vertébrale paraît à un haut degré être exposée à ces métastases, parce que les suppurations des vertèbres ne sont nullement rares. Je pense donc qu'il ne sera pas inutile de nous arrêter plus long-temps à cette cause des courbures du rachis. Il est évident qu'une telle suppuration doit faire céder les vertèbres, et produire par là la courbure du tronc la plus forte qu'on puisse s'imaginer, attendu surtout que cette suppuration s'étend au loin, comme nous le verrons tout à l'heure; mais que ces sortes de courbures diffèrent aussi considérablement de toutes les autres. Lorsque la suppuration a détruit plusieurs vertèbres, toute la colonne vertébrale est interrompue, la continuité est détruite, ainsi que ses connexions. C'est pourquoi la courbure qui résulte de cette destruction n'est pas plus de notre compétence que la courbure d'une cuisse après la fracture du fémur. Nonobstant cela nous ne devons pas la passer sous silence, soit pour apprendre à la distinguer d'autres courbures, soit aussi pour prévenir son entier développement. Les lecteurs connaîtront toute l'étendue de ce mal, s'ils lisent ce que Voigtel a publié du cabinet de Meckel; il décrit ici treize torsions du rachis produites par la suppuration du corps des vertèbres, et qui consistent soit en cyphoses, soit en scolioses. Quoique nous ne traitions pas encore de la cyphose, nous dirons néanmoins ici ce que Voigtel rapporte, pour n'être pas obligés d'y revenir plus bas.

Trois de ces treize distorsions sont d'enfans de trois à sept ans. Deux sont décidément la suite de la petite-vérole, dont les enfans semblaient être guéris en apparence, mais chez lesquels les signes distincts de cette affection ne se manifestèrent qu'au bout de six mois ou d'un an. Chez tous les trois enfans le mal avait son siége dans les vertèbres lombaires, dont deux, trois, même quatre étaient tellement altérées dans leurs corps, que leur place était occupée par une poche membraneuse épaisse, dans laquelle il existait encore soit du véritable pus, ou à sa place un tissu tendineux, solide, filamenteux; à peine trouvait-on une trace de masse osseuse. La continuité des vertèbres conservées, au-dessus et au-dessous de la destruction, était entretenue en partie par ce tissu, en partie par une ossification commençant entre les apophyses épineuses et transverses; l'abcès était limité en arrière et empêchait le pus de pénétrer jusque dans le tissu cellulaire et autour de la dure-mère rachidienne, c'est pourquoi celle-ci était saine. Le cordon rachidien lui-même ne déviait pas le moins du monde de sa disposition normale, si ce n'est la direction différente que lui imprimait la courbure de la colonne rachidienne.

Deux autres courbures de ce genre sont de deux personnes adultes qui étaient assez âgées. Ce sont aussi des cyphoses, et elles ont leur siége dans les vertèbres lombaires, dont les trois supérieures sont entièrement résorbées dans leur corps chez un sujet; chez l'autre, le même sort a frappé non-seulement les quatre vertèbres supérieures, mais aussi la dernière vertèbre dorsale. Chez l'un et l'autre les apophyses épineuses et transverses, ossifiées entre elles, remplacent le corps et servent à la consolidatiou du rachis.

Sur une sixième pièce il n'y a que la moitié de la troisième vertèbre lombaire qui soit creusée et l'apophyse transverse droite est également anéantie, la cavité qui en résulte est remplie par un tissu fibreux, squammeux, qui fait saillie. C'est pourquoi c'est plutôt une scoliose qu'une cyphose. En même temps il y a fracture de la huitième côte du même côté, non consolidée par le cal; la neuvième était osteo-sarcomateuse, de manière qu'on pouvait la fendre, comme de la chair, dans toute sa longueur.

Les cinq courbures suivantes ont leur principal siége dans les vertèbres dorsales et proviennent la plupart de sujets adultes. Sur la septième il y a destruction totale de dix corps de vertèbres dorsales; les deux supérieures et la première vertèbre lombaire sont devenues rugueuses par la carie. La destruction du grand nombre de vertèbres a tellement raccourci le rachis que la tangente de l'arc décrit par la cyphose, depuis la première vertèbre dorsale jusqu'à la dernière lombaire, n'a pas plus de quatre pouces de long. L'orifice de l'aorte dans le cœur n'est pas éloigné de plus de deux pouces de sa bifurcation sur la cinquième vertèbre lombaire; elle forme par conséquent quatre circonvolutions flexueuses, dont la première, immédiatement audessous de la crosse, est si forte que la partie supérieure de l'aorte thoracique ainsi que sa partie inférieure sont parallèles et horizontales dans l'étendue de trois pouces, et forment entre elles en arrière et à gauche un angle tout-à-fait aigu. La courbure droite et gauche est très aiguë, sous laquelle l'aorte abdominale descend jusqu'à sa bifurcation. Il est inconcevable que les viscères thoraciques et abdominaux aient trouvé place dans cet espace étroit, et qu'ils aient pu remplir leurs fonctions convenablement, enfin que le cordon rachidien, courbé d'une manière excessive, ait pu contribuer à la conservation de l'économie.

La huitième courbure est la suite de la destruction du corps des vertèbres depuis la quatrième dorsale jusqu'à la première lombaire. La cavité thoracique en est tellement raccourcie, que l'espace compris entre les vertèbres au-dessus de la courbure et celles situées au-dessous n'est que d'un pouce et demi. Les côtes inférieures sont par conséquent reçues entre les hanches. La pointe du sternum, convexe, n'est distante que de sept pouces du bord supérieur de la symphyse du pubis. Le squelette est celui d'un jeune homme de dix-huit ans, qui avait les membres thoraciques et pelviens très longs. La neuvième courbure est un mélange de cyphose et de scoliose, depuis la quatrième vertèbre dorsale jusqu'à la quatrième lombaire, dans un sujet femelle adulte. Les apophyses épineuses de toutes les vertèbres mentionnées, même des plus inférieures des vertèbres lombaires, non détruites dans leur corps, sont ossifiées et fondues ensemble, et la continuité s'étend jusque sur le sacrum et sur le coccyx ankylosé. Le bassin est plutôt trop large que trop étroit. Les cavités thoracique et abdominale ont à peine sept pouces de long, et les côtes, appuyées en devant par un sternum un peu convexe, sont situées entre les hanches. Les membres sont très longs.

La dixième courbure, provenant d'un vieillard, a été causée par la destruction des corps des sept premières vertèbres dorsales. L'angle aigu, formé par les vertèbres détruites, cause un si grand rapprochement de la dernière vertèbre cervicale vers la neuvième dorsale, qu'il ne reste pas un demi-pouce d'espace entre elles.

Le onzième cas est d'un enfant de huit à neuf ans, une cyphose produite par la destruction complète de tous les corps de vertèbres, depuis la dernière cervicale jusqu'à la dernière dorsale. Sur les cinquième et sixième vertèbres dorsales, la carie a encore détruit presque entièrement les apophyses épineuses et transverses.

Le douzième cas est une courbure cervicale, qui ne présente rien de particulier.

Il faut toujours considérer que la carie ne s'empare souvent des vertèbres que lorsqu'elles sont déjà déformées, et elle peut par conséquent se montrer quelquefois comme effet de ce dont on la regarde souvent comme la cause. Je sais d'une manière certaine que dans plus d'un cas la suppuration n'est survenue que long-temps après que le rachis fut courbé. La fausse position des os entre eux, la pression inégale et l'extension de plusieurs ligamens et faces articulaires, n'y contribuent sans doute pas peu. Mais revenons à la scoliose de la colonne vertébrale sans suppuration et destruction des os.

Il a déjà été question du déplacement des vertèbres, des omoplates, des côtes et du bassin; mais cela ne suffit pas, et il nous faut revenir à l'anatomie de ces os. On peut presque admettre qu'après la formation de la scoliose il n'existe et ne peut exister aucun os de tout le tronc qui ne soit déplacé plus ou moins de sa position normale, ou endommagé d'une autre manière. D'après ma conviction, il n'y a aucune affection du corps humain qui puisse déformer tout le tronc et ses parties autant que l'affection que nous traitons dans ce chapitre. Ni la cyphose, ni la lordose, ni l'obliquité du col ne sont à même de déplacer et de déformer tous les os du tronc autant que la scoliose le fait; mais ce qu'il y a de plus mauvais en cela, c'est que la distorsion sur les deux moitiés du tronc n'est pas toujours la même. La difformité du côté droit est toujours opposée à celle du côté gauche, comme nous l'avons indiqué plus haut. S'il existe une saillie à droite, le côté gauche est enfoncé et concave. Lorsque les côtes sont serrées très irrégulièrement les unes contre les autres, et sont presque superposées, elles sont de l'autre côté irrégulièrement écartées. Ici elles sont tirées trop haut vers l'épaule, là elles descendent trop bas et s'appliquent avec leurs cartilages dans le grand bassin ; ici l'os des îles est trop élevé et trop porté en arrière, là il est au contraire trop abaissé et trop porté en avant. Un scapulum est situé dans l'enfoncement irrégulier des côtes, très près du rachis; il est par conséquent quelquefois tellement caché, qu'il devient à peine visible; l'autre, faisant saillie sur la plus grande convexité des côtes, est très éloigné des vertèbres dorsales en dehors, et proémine sur tous les autres os. Nous pourrions ainsi exposer au long la différence du déplacement et de la difformité sur les deux côtés, l'étendre à chaque os en particulier, si cela n'était inutile et ne nous conduisait pas trop loin; ce que j'ai dit suffit pour celui qui connaît l'anatomie; l'habitude extérieure du malade lui fera également reconnaître la situation et la déformation des os, dans tous les cas qu'il aura à observer.

Cependant comme les vertèbres sont ordinairement déplacées les premières, et qu'elles déterminent le déplacement et la déformation de tous les autres os, qu'il nous soit permis d'en dire encore quelque chose ; car si nous réussissons à indiquer clairement les déviations de ces os de leur état normal, ce sera presque comme si nous avions parlé de tous les os du tronc, attendu que les déplacemens de ceux-ci dépendent toujours de celles-là, et qu'il est facile de conclure de leur déplacement leur déformation.

Il a été dit plus haut que le tronc, dans la région supérieure, qui est la plus sujette à la scoliose, ne se courbe jamais tout-à-fait d'un côté, mais qu'il dévie toujours plus ou moins en arrière. Nous ne pouvons nous rappeler d'avoir jamais vu la scoliose, ni sur les vivans, ni sur les squelettes, sans quelque propension à la cyphose. La cause de cela consiste sans doute dans la paroi antérieure inflexible du tronc, c'est-à-dire dans le sternum, de plus dans la convexité des vertèbres et des côtes entre elles, et enfin peut-être aussi dans le maintien des malades : car leur corps s'inclinant sur le côté, ils s'efforcent d'en retenir le point de gravité dans le centre du bassin, mais ils le tournent en même temps de manière à ce que sa face antérieure soit rapprochée du centre du bassin, et que le rachis vienne au contraire à être en quelque sorte placé là où regarde la convexité du tronc déformé. Par suite de cette station irrégulière les vertèbres deviennent peu à peu obliques ; car elles s'élèvent là où la convexité a lieu plus qu'aux endroits où sont les concavités. Nous avons plusieurs vertèbres dorsales sous la main, sur lesquelles la différence de hauteur comporte entre un quart de pouce et un demi-pouce. Mais cela n'est pas tout ce que ces os souffrent peu à peu de la scoliose ; ils sont en même temps quelquefois plus ou moins contournés ; car nous avons vu souvent que la face supérieure était tournée plus d'un côté ou de l'autre que la face antérieure. Tandis que tout le rachis est mal tourné dans sa totalité, une vertèbre individuelle l'est quelquefois en son particulier. Les apophyses et les différentes surfaces à l'aide desquelles les vertèbres s'articulent entre elles et avec les côtes correspondent également à ces difformités ; car souvent celles-ci sont aussi déformées, déplacées, et plus ou moins changées ; mais lorsque le mal est porté à un très haut degré et qu'il dure longtemps, il se fait souvent une coalition totale, non-seulement des vertèbres, mais même des côtes entre elles. Nous avons trouvé cela sur plus d'une préparation, mais la dernière disposition jamais ailleurs que là où il y avait une concavité, et où les côtes étaient très rapprochées, ou chevauchaient l'une sur l'autre. Nous n'avons cependant trouvé nulle part, pas même dans la plus forte courbure, que les corps des vertèbres eussent été écartés et déviés les uns des autres, comme cela a lieu dans la luxation ; leurs faces articulaires se correspondaient toujours exactement. Nous trouvâmes l'os presque entièrement détruit et tout-à-fait confondu avec les os voisins, mais jamais il n'était sorti de la rangée des autres comme nous venons de l'indiquer.

La texture de ces os irréguliers se règle en partie sur les causes de l'irrégularité, en partie aussi sur l'âge et l'état de la maladie. Lorsque les os sont la première cause de la courbure, on les trouve ou très poreux et plus légers qu'ils ne devraient l'être, ou ils sont plus pesans et même lardacés dans leur intérieur. Cependant l'un et l'autre n'a lieu que lorsque l'état anormal des os continue encore; lorsqu'au contraire cet état cesse, leur substance est quelquefois aussi sans aucun défaut; cela se voit le plus ordinairement chez des personnes qui ont été rachitiques dans leur enfance, mais qui ont été guéries plus tard en conservant une déformation résultant du rachitisme. Lorsqu'au contraire la difformité du tronc n'est pas due à la maladie primitive des os, on ne trouve ordinairement rien d'irrégulier dans la substance osseuse. L'anormalité qui s'établit peu à peu ne s'étend dans ce cas ordinairement qu'à l'extérieur et ne pénètre pas dans leur intérieur.

En ce qui concerne les muscles et les ligamens, nous devons dire presque la même chose que ce que nous avons soutenu pour les os. Lorsque la scoliose prend quelque développement, presque tous les muscles et les ligamens du tronc doivent participer à la difformité et au tiraillement. Cela ne peut non plus être autrement, lorsque tous les os du tronc sont déplacés et distordus; car lorsque ceux-ci n'ont pas leur forme et position normales, il faut que les muscles et les ligamens soient également plus ou moins tiraillés et prennent part à la déformation, en ce que ces deux parties, les os et les muscles, sont unis ensemble de la manière la plus intime. Il faut en même temps que les muscles et les ligamens prennent part à la maladie absolument de la même manière que les os; c'est-à-dire, qu'ils doivent être, sur une moitié du corps, plus contractés, plus ou moins raccornis, et moins pleins et turgescens que sur l'autre, puisque leur antagonisme est détruit. Lorsqu'un côté, par exemple, le côté gauche, est contracté et courbé avec concavité, les muscles, les ligamens, et même la peau, sont contractés sur ce côté, tandis que de l'autre côté ils sont relâchés et plus mous. Cependant on comprend que le tiraillement et la déformation des muscles se règle non-seulement sur la courbure latérale des os, mais en même temps aussi sur la torsion que le tronc subit par la scoliose. Mais il importe beaucoup, relativement aux muscles et aux ligamens, de déterminer si la cause de l'affection réside dans les muscles ou dans les os; car lorsque la cause est dans les os, la différence des muscles des deux côtés est moins considérable que lorsque les muscles occasionnent primitivement l'affection. De plus, la durée et le degré de l'affection exercent une grande influence sur les muscles et les ligamens. Lorsque la difformité a duré long-temps et qu'elle est parvenue à un haut degré; lorsqu'elle s'est établie pendant les premières années de la vie, et que le malade a peut-être déjà atteint l'âge adulte, on les trouve quelquefois entièrement atrophiés, presque paralysés, quelques-uns même presque entièrement disparus. Que deviennent, par exemple, les muscles élévateurs longs et courts des côtes, et les muscles intercostaux, lorsque les côtes sont placées pendant plusieurs années l'une à côté de l'autre ou l'une sur l'autre? Quelle forme et fonction restera aux muscles larges du dos, aux muscles grands dentelés et petits dentelés postérieurs, aux muscles longs du dos, aux sacro-lombaires et à plusieurs autres, lorsque le tronc présente, pendant long-temps, peut-être pendant plusieurs années, une énorme concavité d'un côté, et une convexité aussi considérable du côté opposé?

Nous n'avons pas besoin de donner de réponse à cette question. On croira de même aisément que, dans ces conjonctures, les ligamens doivent souffrir également; cependant comme ils ont moins de vitalité que les muscles, ils peuvent bien être tendus et tiraillés dans un endroit plus que dans l'autre, sans que cela ait le même inconvénient que pour les muscles; les ligamens en deviennent beaucoup plus lourds, et par conséquent beaucoup moins aptes à présider à leurs fonctions que les muscles. Aussi leur nutrition en souffre moins que celle des parties que je viens de dénommer. Cependant les cartilages inter-vertébraux font exception à cette règle. Ceux-ci non-seulement deviennent plus minces sur le côté, où ils supportent la plus grande pression, c'est-à-dire où la courbure rend le rachis concave, que sur le côté opposé, mais ils disparaissent quelquefois totalement.

De même que toutes les torsions en général sont beaucoup plus fréquentes sur le corps de la femme que sur celui de l'homme, de même la scoliose affecte plus souvent les femmes. On ne peut non plus méconnaître que cette affection, ainsi que toutes les autres distorsions, ne fasse des progrès plus rapides et plus considérables que chez l'homme. Enfin un grand nombre de cas que j'ai observés me confirment que la scoliose affecte plus les vertèbres dorsales que les vertèbres lombaires, et qu'avec cela la saillie regarde plus souvent à droite qu'à gauche. Je ne sais si d'autres médecins ont fait la même observation ; mais je crois qu'on peut démontrer cela aussi bien par la théorie que par l'expérience.

L'influence que ce vice doit exercer sur toute l'économie du corps humain peut être déduite de ce qui vient d'être dit aussi bien et aussi certainement qu'elle se représente dans la réalité. Le déplacement et la distorsion des vertèbres et des côtes déterminent un rétrécissement et une déformation des cavités thoracique et abdominale, et leurs organes sont par conséquent quelquefois non-seulement comprimés, mais entièrement déplacés.

Nous avons un squelette sous les yeux, sur lequel les huitième et neuvième vertèbres dorsales sont tellement courbées vers la droite, qu'elles touchent presque la neuvième et la dixième côte au milieu de leur partie osseuse. Il n'y avait donc pas de place ici pour le poumon droit, puisque le rachis était dévié à droite plus haut et plus bas que les côtes. La moitié gauche est par conséquent très large, et sans doute plusieurs viscères, qui sont situés ordinairement entre le rachis et le côté droit, se sont portés à gauche. Cette disposition doit par conséquent rendre la respiration et en même temps la circulation entièrement irrégulières.

Les gros troncs, l'aorte, la veine cave et le canal thoracique suivent aussi la direction du rachis et font toutes les courbures que celui-ci décrit.

Le cœur est de même déplacé, et cela, ainsi que les courbures de l'aorte et de la veine cave, doit singulièrement gêner la circulation.

Les viscères du bas-ventre ne sont pas mieux à leur aise: ils sont déplacés aussi et souvent fortement comprimés;

mais ils sont loin de souffrir autant dans la scoliose que dans la cyphose, comme nous le verrons dans le chapitre suivant. Là où se trouve la concavité ils sont ordinairement pressés sur le côté opposé. Lorsque la cavité thoracique est rétrécie considérablement, et que le diaphragme est refoulé profondément dans la cavité abdominale, dont l'espace est par là diminué, il faut que les viscères soient aussi refoulés en bas. Nous nous rappelons la dissection d'un cadavre dont le tronc présentait une scoliose, sur lequel les côtes étaient fortement poussées en bas, mais où l'estomac touchait aussi le promontoire de sa grande courbure. Les intestins étaient tellement pêle-mêle, qu'on ne pouvait rien découvrir de leur situation ordinaire, du colon ascendant, du colon transverse et descendant, aussi peu que des trois portions du duodénum. Les reins et la vessie étaient également déplacés.

De telles déviations ne doivent-elles pas exercer une grande influence sur toute l'économie du corps humain ? Il y a de quoi s'étonner que cela n'ait pas lieu à un plus haut degré, et que quelques malades puissent vivre et se porter aussi bien que cela arrive. Nous remarquons cependant sur tous les sujets affectés de scoliose, une débilité de tout le corps. Tout effort, même modéré, les fatigue excessivement. Mais plus la fatigue et l'épuisement deviennent considérables, plus la courbure fait des progrès, et plus le corps s'affaisse. C'est pourquoi ces déformations sont ordinairement plus fortes le soir que le matin, après que le corps s'est reposé.

Ce qui fatigue ces malades le plus, c'est une course rapide, et l'action de porter de lourds fardeaux, attendu qu'ils sont la plupart asthmatiques et ont déjà assez à porter de leur tronc, qui est dévié de son centre de gravité, défaut de développement du corps et d'harmonie parmi ses parties individuelles. La scoliose se forme le plus souvent avant que le corps ne soit parvenu à la maturité et à la solidité qui lui est propre, et lorsque cela a lieu, elle trouble le développement ultérieur de plusieurs parties, et cela par différens motifs : d'un côté, parce que la fonction de plusieurs organes, par exemple, du poumon, du canal intestinal, etc., devient irrégulière; deuxièmement, parce que le corps est obligé de faire plus d'efforts pour tenir le tronc debout. Cependant le défaut de développement ne se montre jamais plus que là où le mal a son siége, c'est-à-dire sur le tronc : c'est pourquoi il est si disproportionnément petit vers les membres et la tête. Lorsqu'on examine les os de ces malades, on ne peut non plus y méconnaître la disproportion entre le tronc et les membres. Les membres ne sont au reste non plus aussi développés qu'ils le seraient sans cela; car ils sont ordinairement plus maigres et en proportion plus riches en substance osseuse que fournis de chair musculaire. L'asthme, le symptôme concomitant le plus ordinaire des courbures en quelque sorte considérables du rachis devient toujours d'autant plus intense que la cavité thoracique est plus déformée et plus rétrécie, et nous présumons que le rachis, et avec lui les gros troncs vasculaires, l'aorte et la veine cave se courbent davantage. Il est généralement connu que les sujets affectés de courbures du rachis sont très irritables; qu'ils sont promptement et facilement affectés d'une activité vasculaire anormale; qu'ils sont colériques, et qu'en général les causes morales les impressionnent promptement. On a attribué cela à la pression éprouvée par les nerfs, et surtout par la moelle épinière; mais je pense que si les nerfs et la moelle spinale étaient réellement comprimés, des phénomènes tout autres et entièrement opposés se montreraient. Nous espérons démontrer cela par l'expérience. Nous pensons que la cause de cette exagération dans l'innervation consiste soit dans la faiblesse qui est particulière à ces malades, soit dans la disproportion qui subsiste entre les muscles et les nerfs. Les muscles sont particulièrement affectés dans cette maladie, et leur développement en souffre beaucoup, comme il a été dit. Mais lorsque cela a lieu, lorsqu'en général le système musculaire succombe dans le corps animal, le système nerveux semble accroître sa sensibilité (suivant une loi que nous pourrions peut-être démontrer par plusieurs événemens) dans la même proportion que l'énergie et l'activité des muscles déclinent. Plusieurs praticiens, et Hippocrate lui-même, disent avoir observé des varices aux pieds, dans le creux des jarrets et dans les aines de ces malades. On est par conséquent porté à les attribuer également à cette maladie, et cela sans doute avec raison. Elles font peut-être rarement partie du cortége de cette affection, mais elles y sont certainement aussi profondément marquées que plusieurs des phénomènes qui viennent d'être rapportés. Quelques auteurs ont cru qu'elles n'ont lieu qu'avec les gibbosités lombaires, et qu'on peut les faire dériver de la courbure de la veine cave inférieure, déterminée par cette affection, et donnant lieu à une gêne pour le retour du sang des parties inférieures. Beaucoup de motifs et l'expérience même nous prouvent l'inexactitude de la première partie de cette assertion. Il se montre souvent des varices, lorsque la courbure affecte les vertèbres dorsales, et lorsque la cavité thoracique en est rétrécie et la respiration gênée. C'est pourquoi nous pensons que la gêne de la respiration et l'empêchement de l'admission de l'oxygène dans le sang, prend plus de part que la courbure irrégulière de la veine cave à la formation des varices. Le sang, par suite de l'admission moindre de l'oxygène, devient moins irritable et se coagule par conséquent plus facilement dans les veines, que lorsqu'il est pourvu d'une quantité suffisante d'oxygène. La même chose a lieu, ce me semble, pendant la gestation, et l'on a tort, selon moi, de regarder la pression de l'utérus sur les vaisseaux récurrens comme la seule cause du gonflement des veines; la gêne de la respiration des femmes enceintes doit être prise en considération aussi bien que la pression mécanique, et cela d'autant plus que, sans cela, la qualité du sang des femmes enceintes en est changée.

D'autres vices, qui ne sont pas toujours le produit de la scoliose, mais qui sont plus accidentels, comme les difformités du bassin, les anévrismes des gros troncs, l'hydrothorax, etc., seront passés sous silence.

L'influence sur toute l'économie est au contraire toute autre quand la courbure est le résultat de la suppuration d'une ou de plusieurs vertèbres dorsales. Lorsque cela a lieu, toute la scène finit ordinairement, plus tôt ou plus tard, par la mort; les malades ne peuvent plus marcher debout, mais sont communément obligés de garder le lit. Comme, dans ces cas, la courbure ne s'étend pas toujours à plusieurs vertèbres à la fois, mais seulement aussi loin qu'existe la suppuration, et comme le rachis est à cause de cela courbé en forme d'angle, le cordon rachidien est souvent comprimé dans cette affection, et l'effet fâcheux de cette compression se montre d'une manière très frappante: car la paralysie s'empare quelquefois non-seulement des membres inférieurs, mais plus ou moins aussi de toute la partie du rachis, située au-dessous de la courbure. Au reste l'inflammation des os, qui la précède, doit avoir des suites graves et fâcheuses pour l'économie entière; cet acte n'est guère possible, ni concevable sans douleurs violentes et de longue durée, sans fièvre et sans amaigrissement considérable, et c'est par cela que la scoliose, après la suppuration de plusieurs vertèbres diffère de notre courbure du rachis autant que nous avons dit plus haut qu'elle en différait. Dans notre courbure bénigne, dans laquelle la substance osseuse peut bien souffrir, sous le rapport de sa qualité, mais ne doit précisément pas être enlevée, les malades n'éprouvent point de douleurs dans le rachis, excepté lorsqu'ils sont très épuisés. Ce mal est quelquefois porté à un haut degré, et l'on n'entend pas la plus légère plainte sur une sensation douloureuse dans la place affectée. J'ai trouvé qu'il y avait une douleur gravative et obtuse entre les vertèbres dorsales et dans les muscles du dos, seulement lorsque les malades sont fatigués, ou lorsqu'ils ont fait de grands et de longs efforts pour tenir le tronc aussi droit que possible. Les malades affectés à un haut degré ont comparé cette douleur avec celle qu'on sent dans les pieds après de longues courses, laquelle provient des efforts trop grands auxquels ont été assujétis les pieds.

Nous avons indiqué ici la paralysie des membres inférieurs comme une suite de la carie des vertèbres, et plus haut, où il a été question des effets fâcheux de la scoliose bénigne, qui a lieu sans suppuration des vertèbres, nous n'avons rien dit de cet accident terrible. Cela doit indiquer naturellement que nous considérons la paralysie de plusieurs parties, non comme une suite des courbures ordinaires bénignes, mais comme quelque chose d'extraordinaire. C'est aussi ce que nous avons eu en vue; car nous n'avons jamais observé en effet la scoliose, ni aucune autre courbure du tronc, accompagnées de paralysie des membres supérieurs ou inférieurs. Nos expériences propres et ce que nous avons lu dans les auteurs, nous rendent par conséquent un peu méfians contre ce symptôme concomitant des courbures du rachis. Nous ne le reconnaissons que dans les cas suivans : lorsqu'il existe en effet, comme il a été dit, une carie des os, et que le rachis ne se courbe pas peu à peu, mais se plie sur lui-même à l'endroit où existe la solution de continuité; Lorsqu'une puissance mécanique agit sur le rachis, qui par suite est également comprimé subitement en forme d'angle, cette difformité n'est pas non plus de notre ressort; car elle doit être rangée non parmi les distorsions, mais plutôt parmi les fractures des vertèbres. Elle est le plus souvent accompagnée de douleurs violentes et en général de beaucoup d'affections, et elle se termine souvent par des abcès et par la carie des vertèbres. Lorsque le mal n'en vient pas jusque là, elle détermine ordinairement une distorsion proprement dite du rachis: car si le malade marche de nouveau, et que son état général s'améliore, il n'est pourtant pas à même, dans les premiers jours qu'il quitte le lit, de porter le rachis droit. Il est obligé de le tenir fléchi; mais il résulte de là bientôt une seconde courbure, et avec elle toutes les difformités propres à la scoliose. Lorsque dans la courbure ordinaire, par suite de cause mécanique, il survient subitement une exaspération du mal et une inflexion anguleuse, dans ce cas le médecin est souvent porté à regarder la paralysie survenante comme une suite de l'ancienne maladie, quoiqu'elle soit le produit de la difformité nouvelle et anguleuse. Lorsqu'une ou plusieurs vertèbres sortent plus ou moins de la rangée des autres et sont luxées à un degré peu considérable, on sait que dans la luxation des vertèbres le cordon rachidien est comprimé et que sa fonction en est troublée; mais il semble qu'on ne sait pas aussi bien que le rachis tortu est également sujet aux luxations, comme le rachis qui n'est pas tortu. Quelquefois, enfin, cette cause mécanique imprime une commotion au cordon rachidien, par suite de la même cause qui a produit la courbure subite, et dans ce cas la paralysie est considérée comme la suite de la courbure, lorsque cependant elle est due à la commotion de la moelle épinière. Nous avons peu à dire sur le diagnostic de la scoliose, attendu qu'elle est manifeste; nous dirons seulement quelque chose sur les premiers phénomènes et sur leur différente gradation: car il est et il sera toujours avantageux de découvrir cette difformité dès sa naissance, parce que c'est alors qu'elle se laisse le mieux guérir. Lorsqu'au contraire on n'observe la courbure qu'au moment où elle est faite, il est toujours plus difficile de lever le mal.

La première chose qu'on observe lorsque la scoliose est encore naissante, est: qu'une des épaules est plus haute que l'autre, moins cependant le matin que vers le soir, où le corps est plus fatigué. On n'observe pas encore de courbure du rachis au commencement; peu à peu l'épaule s'élève davantage, et l'on remarque aussi peu à peu une légère courbure latérale du rachis. On la reconnaît encore plus distinctement lorsqu'on passe le doigt sur toutes les apophyses épineuses des vertèbres depuis le col jusqu'au sacrum, et qu'on décrit une ligne courbe, ce qui n'a pas lieu lorsque le rachis n'est pas courbé. Peu à peu on remarque aussi d'un autre côté que le rapport normal entre les deux moitiés du tronc, entre la gauche et la droite, est détruit : car le dos se montre alors sur le côté convexe, non-seulement plus plein, mais aussi plus large que du côté concave. Lorsque sur le côté raccourci et concave la peau et les muscles subjacens paraissent durs er tendus au toucher, on les trouve au contraire mous et très flexibles au côté opposé. Avec cela il se développe sur la moitié concave un pli, et peu à peu plusieurs autres; mais le mal est déjà bien apparent lorsqu'il n'existe qu'un seul pli.

La question de savoir si la cause première réside dans les muscles ou dans les os se résout de la manière suivante : lorsque la cause réside dans les muscles, on les trouve très solides, très contractés et raccourcis sur le côté concave. On découvre aisément la cause prédisposante. Tel est en effet un mauvais maintien du corps continué pendant long-temps, une lésion traumatique des muscles d'un côté, une fausse insertion des muscles, etc., et l'on a ainsi une certitude presque complète sur la véritable nature du mal. Mais on acquiert une certitude parfaite, lorsqu'on trouve que les os sont absolument sans maladie et entièrement sains. Lorsqu'au contraire les os de tout le corps sont malades, qu'on trouve des traces du rachitisme, et que les muscles du côté concave ne sont pas très solides et très durs, que le mal est de plus porté à un très haut degré, on peut toujours conclure avec assurance que les os ont été la cause primitive de l'affection : car rarement la courbure devient très considérable, lorsque les muscles sont la cause prochaine. Mais comment la courbure du rachis, produite par la carie des vertèbres, se distingue-t-elle de notre scoliose bénigne? Nous nous sommes étendus plus haut sur la différence de ces deux maladies, nous serons par conséquent très courts pour résoudre cette question. Ces deux maladies ont une marche entièrement différente, et sont ordinairement le produit de causes qui ne se ressemblent point. La courbure par suite de carie a lieu communément par la métastase d'une irritation morbifique, ou par l'effet d'une pression mécanique subite et forte sur la colonne vertébrale. Cette courbure peut donc être causée par tout ce qui peut déterminer l'inflammation et la suppuration du rachis, comme, par exemple, toutes les irritations pathologiques qui s'y jettent, telles que les virus de la rougeole, de la variole, de la scarlatine, et autres maladies; de plus, les contusions, les déplacemens du rachis, les fractures de quelqu'une de ces parties, etc. Mais on peut arriver à la connaissance de toutes ces choses aussi bien et aussi facilement que l'inflammation et la suppuration se distinguent. Il ne faudrait, ce nous semble, n'avoir aucune idée des phénomènes offerts par l'inflammation et la suppuration des os, pour méconnaître cette cause des courbures du rachis.

Il reste à reconnaître l'ankylose des vertèbres. Le médecin doit bien examiner cette question pour porter son pronostic. L'ankylose se reconnaîtra comme aux extrémités, mais il faut un examen plus exact. Le malade étant couché, étendu sur un lit ou sur un sopha, on cherche à le redresser peu à peu par des manipulations. Dans le principe, les muscles et les ligamens raccourcis résistent, mais on les fait céder bientôt par des manipulations continues et par des frictions et des fomentations émollientes. Lorsque, cela étant fait, on n'a pu redresser le rachis, le malade éprouve une tension et une pression, mais non à l'endroit de l'insertion des muscles raccourcis, l'on peut conclure hardiment qu'il existe une ankylose. Si les muscles et les ligamens s'opposent au redressement de la colonne, ils commencent à devenir douloureux, surtout si l'on s'efforce de les étendre trop fortement; lorsqu'au contraire l'obstacle réside dans l'ankylose des os, non-seulement tout mouvement est impossible, mais ils deviennent douloureux quand on emploie la force pour leur imprimer une direction droite. L'ankylose des vertèbres est cependant plus rare que nous ne croyons, et n'a lieu ordinairement que dans les courbures considérables, et communément aussi seulement à l'âge adulte. Elle est très rare chez les enfans, et si elle existe chez eux, cela n'a lieu d'ordinaire que lorsque les os ou les ligamens ont été enflammés antérieurement.

PREMIÈRE OBSERVATION[1].

Mademoiselle.... âgée de onze ans et demi, taille de 4 pieds 1 pouce 6 lignes, née de parens bien portans et bien constitués, a été élevée dans toute l'aisance et avec tous les soins que procure la fortune.

Chargé de la direction de sa santé, j'eus à combattre plusieurs irritations intestinales et l'habitude de l'onanisme qui était produit et entretenu par la présence de vers ascarides, et qui avait cessé depuis près de deux ans.

Depuis un an je m'apercevais de l'élévation d'une épaule et de l'abaissement de l'épaule du côté opposé, ce qui ne fut attribué qu'à une mauvaise position prise par la jeune personne pendant qu'elle se livrait à l'étude où elle faisait de rapides progrès.

(1) Communiquée par le docteur Savin.

Cependant, dans les premiers jours de mars 1826, frappé de nouveau de l'inégalité des épaules, je l'examinai avec soin et je constatai avec M. Jalade-Lafond l'état suivant :

L'épaule droite est plus basse que la gauche; la partie antérieure et supérieure du côté droit du thorax est saillante, bombée, l'épaule gauche est plus élevée, la partie antérieure du côté gauche du thorax est aplatie, déprimée d'avant en arrière; l'extrémité sternale de la clavicule forme une saillie très forte. La base du thorax est bien, vue en arrière.

L'omoplate gauche est plus élevée et plus rapprochée du rachis que la droite. L'os iliaque droit est plus élevé que celui du côté opposé.

Le rachis décrit une courbure latérale dont la convexité est à gauche: cette déviation commence à la troisième vertèbre dorsale, elle se continue et augmente progressivement jusqu'au niveau de la douzième dorsale, où elle offre un éloignement de 5 lignes de la ligne médiane. Elle subsiste dans cet état jusqu'à la deuxième vertèbre lombaire, elle se rapproche de la ligne droite et la cinquième vertèbre lombaire se trouve dans sa situation naturelle.

Avant de nous arrêter à aucune espèce de traitement, nous soumîmes Mademoiselle..... à l'examen des premiers praticiens, qui constatèrent la déviation qu'offrait la colonne.

Le traitement suivant fut adopté :

1° Extension oscillatoire sur le lit mécanique du docteur Jalade-Lafond ;

2° Usage d'un corset muni d'une béquille propre à élever l'épaule droite et appuyée sur la hanche de ce côté ;

3° Exercice plus actif du bras gauche, tel que l'élévation d'un poids, le maniement des armes avec la main gauche ;

4° Exercice à pied, modéré ;

5° Bains aromatiques, salés, frictions fortifiantes sur tout le corps et principalement sur le rachis; nourriture animale et fortifiante; boisson légèrement amère.

L'extension sur le lit mécanique à oscilliation n'eut lieu que depuis 7 heures du soir jusqu'à 7 heures du matin, dans les huit premiers jours; Mademoiselle... ressentit un peu de gêne et de fatigue, mais bientôt elle s'accoutuma tellement, que la répulsion oscillatoire favorisait et hâtait le sommeil.

Je fus contraint d'interrompre ce traitement pendant une quinzaine de jours, à cause de l'apparition d'un léger rhume avec fièvre.

Dans le milieu du mois de juin une évacuation menstruelle eut lieu, qui depuis n'a pas reparu, elle n'influa en rien sur la santé de cette jeune personne, qui aujourd'hui, 5 août, offre l'état suivant :

Développement général du corps, du système musculaire

des membres et du tronc; embonpoint, signe de nubilité. Taille, 4 pieds 7 pouces 11 lignes.

Rectitude de la colonne vertébrale. Un fil placé sur l'apophyse épineuse de la septième vertèbre cervicale descend en ligne droite sur les apophyses épineuses dorsales et lombaires et tombe entre les fesses; l'élévation des omoplates est la même des deux côtés. Mais la partie antérieure supérieure du côté gauche de la poitrine est encore déprimée.

Pour consolider la guérison, j'avais l'intention de continuer encore l'emploi du lit mécanique oscillatoire, mais Mademoiselle.... accompagne sa famille qui s'absente momentanément de Paris : à son retour, on verra ce qu'il sera nécessaire de faire.

DEUXIÈME OBSERVATION.

Mademoiselle M......, âgée de 14 ans, a toujours joui d'une bonne santé, jusqu'à l'âge de 11 ans; et n'a essuyé jusqu'à cette époque d'autres maladies que la rougeole, la variole et la scarlatine.

A l'âge de 11 ans environ, elle commença à s'apercevoir que sa démarche était un peu vacillante; que la station pendant une demi-heure seulement déterminait une fatigue dans la région lombaire. Cet état dura pendant onze à dix-huit mois; au bout de ce temps, la femme qui la laçait habituellement s'aperçut que l'épaule droite faisait saillie et était plus forte que la gauche; que sur le côté gauche de la colonne lombaire existait une éminence charnue plus forte que du côté opposé. Jusqu'à l'âge de 13 ans et demi la maladie fit des progrès peu sensibles, à la vérité, mais réels; les six premiers mois suivans, ces progrès furent plus marqués. Au mois de septembre 1825 cette demoiselle fut conduite dans notre établissement; elle était dans l'état suivant:

Douée d'un tempérament lymphatico-sanguin, d'un embonpoint très marqué, elle était d'une constitution très forte; la colonne vertébrale offrait deux courbures latérales; la première correspondait aux dix premières vertèbres dorsales, offrait une courbure à gauche dont la profondeur à la partie moyenne était de vingt-deux lignes et diminuait insensiblement de haut en bas; la seconde, correspondant aux deux dernières vertèbres dorsales et à la quatrième vertèbre lombaire, en sens inverse de la première, avait quinze lignes de profondeur: il résultait de là que l'épaule droite était plus saillante que la gauche; que les côtes droites étaient un peu bombées, tandis que le côté gauche du thorax offrait une légère incurvation; que la base du muscle sacro-spinal gauche refoulé par les vertèbres déviées, formait une saillie considérable.

La double courbure de la colonne vertébrale était disposée de telle manière que la base et le sommet n'étaient pas placés sur la même ligne verticale; de sorte que la rectitude du bassin avait un peu souffert. La base étant un peu déviée à gauche, il en résultait que la hanche de ce côté était un peu plus élevée, et qu'en y faisant un peu attention on remarquait une légère claudication.

Cette demoiselle jouissant d'une bonne santé et rien ne contre-indiquant l'emploi du traitement, elle fut soumise à l'extension par les moyens ordinaires que nous employons. Voici les changemens les plus remarquables qu'elle a offerts pendant le cours du traitement : pendant le premier mois, elle fit des progrès assez marqués, elle grandit d'un demi-pouce; le mois suivant, on commença à remarquer une diminution de quelques lignes dans la profondeur des courbures. L'amélioration continua à faire des progrès très sensibles, de sorte qu'au mois de mai 1826, époque de la sortie de mademoiselle M..... de notre établissement, les courbures étaient effacées, les hanches au même niveau; seulement, l'épaule droite était encore un peu plus saillante que la gauche, et les côtes droites un peu bombées; mais cette légère difformité était à peine marquée, et ce n'était qu'avec beaucoup d'attention que l'on pouvait s'en apercevoir.

TROISIÈME OBSERVATION [1].

Mademoiselle A... B..., âgée de quinze ans, d'un tempérament lymphatico-sanguin, née en Irlande, taille ordinaire, assez bien développée, bien conformée, sauf la déviation de la colonne vertébrale, entra dans notre établissement le 20 octobre 1825, pour être traitée de cette difformité.

Lorsque nous l'examinâmes alors, voici dans quel état nous trouvâmes les parties :

La colonne vertébrale offrait une triple déviation latérale; la première avait lieu depuis la quatrième vertèbre cervicale, jusqu'à la deuxième dorsale inclusivement. La courbure existait à droite, et la profondeur du sinus qu'elle formait était de six lignes à la partie moyenne; il résultait de là une élévation des côtes à gauche, de sorte que de ce côté le col paraissait un peu plus gros. La deuxième courbure était à gauche; les vertèbres étaient déjetées à droite; l'arc qu'elles formaient s'étendait depuis la troisième dorsale jusqu'à la dixième inclusivement. La profondeur était de dix-huit lignes; le côté droit du thorax était bombé, tandis que le côté gauche était déprimé.

(1) Malade envoyée par M. Dupuytren.

La troisième courbure, en sens inverse de la précédente, étendue depuis la onzième vertèbre dorsale jusqu'à la quatrième lombaire; sa profondeur était de dix lignes; le faisceau musculaire de la base du muscle sacro-lombaire et long dorsal, etc., refoulé à gauche par les apophyses épineuses déviées en ce sens, paraissait plus gros que celui du côté opposé. La hanche gauche était très saillante.

Cette déviation avait commencé à l'âge de huit ans, et avait toujours fait des progrès, lents à la vérité, malgré l'usage intérieur des antiscorbutiques, des applications de moxas sur les côtés des apophyses épineuses déviées.

Cette jeune demoiselle jouissait d'une bonne santé, et rien ne contre-indiquait l'emploi des moyens extenseurs; elle fut soumise au traitement au moyen de notre lit oscillatoire. A cette extension on joignait des douches de vapeurs aromatiques sur les parties saillantes par suite de la déviation, et des frictions sur les parties déprimées.

Les premiers effets du traitement furent sensibles au bout d'un mois, et deux mois plus tard, la demoiselle avait grandi d'un pouce; et la profondeur des courbures était diminuée de plusieurs lignes, surtout la courbure moyenne; les progrès subséquens continuèrent dans la même proportion, de sorte qu'au commencement de juin 1826, la colonne vertébrale était droite, et à peine pouvait-on reconnaître la direction qu'avaient eue les courbures. Une ligne tirée avec un cordon de la protubérance occipitale à la partie moyenne de la base du sacrum passait sur toutes les apophyses épineuses, tandis qu'avant le traitement les apophyses déviées s'en trouvaient écartées de plusieurs lignes, comme je l'ai indiqué plus haut. Cette demoiselle est sortie de notre établissement le 20 juin 1826, parfaitement bien conformée, et jouissant d'une très bonne santé; elle n'a éprouvé aucune incommodité pendant le cours du traitement, qu'elle a suivi avec beaucoup d'exactitude.

QUATRIÈME OBSERVATION.

Mademoiselle...., âgée de dix ans et demi, d'un tempérament lymphatique, éprouva à l'âge de cinq ans une difficulté dans la marche, qui en très peu de temps amena une claudication de plus en plus marquée, avec raccourcissement apparent du membre inférieur gauche et rotation du pied en dedans. Aucune espèce de douleur, soit à la hanche, soit au genou, n'annonçait une lésion articulaire; cependant les précédens symptômes furent suffisans pour faire croire à plusieurs médecins et chirurgiens que cette demoiselle était affectée de luxation spontanée du fémur. Parvenue à ce degré de développement, la maladie resta stationnaire, ou ne fit que des progrès lents jusqu'à l'âge de dix ans, époque à laquelle on la conduisit à Paris; elle alla consulter le docteur Lisfranc, qui l'adressa à notre établissement, où elle entra le 1er octobre 1825; elle était alors dans l'état suivant:

Le membre inférieur gauche était raccourci d'un pouce et demi; le pied, porté dans une demi-rotation en dedans, ne pouvait qu'avec peine être ramené à sa rectitude naturelle. L'articulation coxo-fémorale n'offrait pas de gonflement; les éminences osseuses avaient entre elles les rapports qu'elles ont dans la rotation naturelle du membre en dedans; mais le bassin était relevé de ce côté, et incliné de l'autre, ce qui pouvait être la cause du raccourcissement apparent du membre. La nutrition de la cuisse n'avait pas subi d'altération; le genou était légèrement dévié en dedans, genre de lésion que l'on désigne vulgairementpar le mot *cagneux*.

Les apophyses des vertèbres lombaires étaient déviées à droite, et formaient à partir de la dernière dorsale jusqu'au sacrum une courbure arquée à gauche dont la profondeur avait quinze lignes.

Le faisceau musculaire de la gouttière vertébrale droite, un peu refoulé en dehors par les apophyses déviées, paraissait par cette raison plus fort que celui du côté opposé; mais en considérant la faiblesse et l'amincissement de ce dernier, il était évident que le premier l'emportait de beaucoup en force sur lui.

Quant à l'état général de cette demoiselle, il n'offrait rien de remarquable. Quoique maigre et d'un système musculaire généralement peu développé, elle jouissait de tous les attributs de la santé; elle n'éprouvait aucune douleur le long de la colonne vertébrale; mais un sentiment de faiblesse qui pouvait tenir à la compression des nerfs formant la queue de cheval. Quelle que fût la cause, elle ne pouvait contre-indiquer le traitement, et cette demoiselle étant disposée convenablement, fut soumise à l'extension oscillatoire.

Les effets du traitement furent très marqués, et les progrès très rapides; au bout de trois mois la courbure de la colonne était diminuée des deux tiers; le bassin était revenu à sa rectitude naturelle, et le membre avait recouvré sa longueur; le sentiment de faiblesse diminuait de jour en jour, la claudication était à peine marquée. Ce qui restait de la déviation disparut deux mois plus tard. Les mouvemens et la rectitude de la cuisse, la rectitude de la colonne vertébrale furent rétablis : on continua néanmoins les mouvemens extenseurs, auxquels on ajoutait les frictions sur la région lombaire, les douches aromatiques et surtout sulfureuses, jusqu'au 1er juin 1826, jour où mademoiselle.....

sortit de notre établissement parfaitement conformée et ne conservant aucune trace de maladie.

CINQUIÈME OBSERVATION.

Mademoiselle V.... A...., âgée de dix-sept ans et demi, a été d'une mauvaise santé pendant son enfance; cependant jusqu'à l'âge de quinze ans on n'avait remarqué en elle rien qui dénotât un dérangement des os. Elle fut menstruée à cette époque, et l'a toujours été depuis régulièrement. C'est à l'âge de quinze ans que l'on s'aperçut pour la première fois que l'épaule droite était plus grosse que la gauche, et que la hanche gauche était plus saillante que celle du côté opposé. Cette difformité, jusqu'à l'âge de dix-sept ans augmenta peu; mais à cette époque elle fit des progrès plus rapides.

Le 24 août 1826, mademoiselle V..... A..... entra dans notre établissement; elle était alors dans l'état suivant :

D'un tempérament sanguin, assez bien et assez fortement constituée, d'une taille de 4 pieds 11 pouces 5 lignes.

Sa colonne vertébrale offre une courbure double en *S* dont la supérieure correspond aux dix premières vertèbres dorsales et l'inférieure aux deux autres et aux deux premières courbures.

Les dix premières vertèbres dorsales, inclinées à droite, sont presque accolées à la base de l'omoplate, la courbure qui est à gauche a environ 2 pouces 1 ligne de profondeur. Il résulte de là que l'omoplate est relevé, que l'épaule droite est plus haute, que le côté droit de la poitrine est arrondi et bombé tandis que le gauche offre une courbure.

La deuxième déviation est en sens inverse de la première; elle a 18 lignes de profondeur à la partie moyenne. La hanche droite est un peu relevée.

Depuis son entrée dans notre maison, mademoiselle V.... a été soumise à l'extension sur le lit mécanique; la force de tension s'est élevée progressivement à 45 lignes.

Résultat du traitement depuis deux mois : Mademoiselle V.... a grandi de près d'un pouce. La courbure supérieure n'a plus qu'un pouce 8 lignes de profondeur, et l'inférieure 15 lignes. L'arrondissement et la saillie du côté droit de la poitrine sont évidemment diminués, et le côté opposé un peu redressé.

La demoiselle supporte très bien le traitement, elle n'en a été nullement incommodée.

Aujourd'hui, 28 mars 1827, mademoiselle V..... A..... présente l'état suivant :

La déviation latérale droite, c'est-à-dire la supérieure, ne présente plus qu'un écartement de 10 lignes de la partie médiane du corps; l'inférieur n'est plus que de 4 lignes. Les hanches sont à peu près au même niveau; la courbe formée par les côtes asternales gauches a tout-à-fait disparu.

SIXIÈME OBSERVATION.

Mademoiselle C...., âgée de quinze ans, tempérament lymphatico-bilieux, a été d'une assez bonne santé jusqu'à l'âge de dix ans, moment où ses parens s'aperçurent que son épaule droite était plus grosse que la gauche et qu'elle se tenait presque toujours sur l'extrémité inférieure droite quand elle était debout. Alors la mère de cette jeune personne examinant attentivement le dos de sa demoiselle, reconnut que son épine était de travers. Cet état resta presque stationnaire jusqu'à l'âge de quatorze ans, mais depuis cette époque jusqu'à quinze ans, moment où elle entra dans notre établissement, 22 février 1826, la double déviation fit beaucoup de progrès.

Voici ce qu'elle nous présenta à son entrée dans notre maison :

Habitude du corps très maigre, déviation supérieure et à droite très étendue, comprenant onze vertèbres dorsales, une ligne tirée horizontalement de la partie médiane aux apophyses épineuses les plus déviées, présentait une longueur de 2 pouces 1 ligne, la déviation à gauche comprenant quatre vertèbres seulement : la douzième dorsale et les deux premières lombaires.

La courbe formée par l'arc des côtes sternales droites était très prononcée, et l'omoplate droite se trouvait très élevée, la gauche était comme effacée par la dépression des côtes.

Maintenant la courbure supérieure est droite, n'est plus déviée que de 8 lignes; l'inférieur n'existe plus. La courbe formée par la torsion des côtes est de beaucoup diminuée, l'épaule gauche est presque aussi saillante que la droite, les côtes gauches ne sont plus déprimées, ce côté a repris sa rondeur antérieure, la hanche gauche, qui était très saillante, est comme celle du côté opposé.

Le 29 mars 1827, cette jeune personne était sur le point de quitter notre établissement parfaitement guérie : la déviation de l'épine dans l'endroit où elle était la plus forte ne l'était plus que d'une ligne et demie.

SEPTIÈME OBSERVATION.

Mademoiselle......., âgée de seize ans, tempérament sanguin, avait joui d'une bonne santé jusqu'à l'âge de onze ans, époque à laquelle elle commença à éprouver et constamment quand elle était debout, un sentiment de lassitude dans la région lombaire, et une espèce d'hésitation dans la marche, une propension à se tenir sur le membre inférieur droit; quelques mois se passèrent dans cet état; mais un jour sa mère, en l'examinant avec attention, trouva que l'épaule droite était un peu plus grosse que la gauche; cependant cette difformité n'était pas assez apparente pour qu'on s'en aperçût quand la jeune personne était habillée, ce qui fut cause que ses parens n'y firent plus attention. Au bout d'un an la difformité avait fait des progrès sensibles, et l'on était obligé de faire quelque attention en habillant la jeune personne pour que la grosse épaule ne parût pas; cette déviation augmenta toujours jusqu'à l'âge de quinze ans et demi, époque de son entrée dans notre établissement, le 15 décembre 1825.

Voici dans quel état nous trouvâmes alors l'épine dorsale: la colonne présentait deux courbures latérales en sens opposé; la première de ces deux courbures était formée par les deux dernières vertèbres cervicales et les huit premières dorsales, la seconde par les quatre dernières dorsales et les deux premières lombaires. La première de ces déviations avait sa convexité à droite et sa concavité à gauche, *et vice versâ* pour la deuxième. La profondeur des sinus formés par ces deux déviations latérales fut mesurée de la manière suivante.

Une ligne verticale fut tirée depuis le tubercule de l'atlas jusqu'au milieu du sacrum, ensuite en mesurant le degré d'écartement des apophyses épineuses de la ligne verticale dans leurs points les plus éloignés; on le trouve de deux pouces deux lignes pour la première courbure, et de neuf lignes pour la seconde; l'arcade formée par les côtes sternales droites élevait l'omoplate de ce côté d'un pouce et demi au-dessus des apophyses épineuses les plus déviées. La courbure inférieure poussait les côtes sternales gauches en avant. La taille de cette jeune personne, en entrant dans notre établissement, était de quatre pieds sept pouces, et aujourd'hui 15 septembre 1826, elle est de quatre pieds dix pouces et demi. La déviation inférieure a tout-à-fait disparu ainsi que la supérieure, le matin, au moment du lever.

Cette jeune personne est sortie de notre établissement tout-à-fait droite le 20 novembre 1826.

HUITIÈME OBSERVATION.

Mademoiselle...., âgée de quinze ans, tempérament lymphatico-sanguin, offrant des engorgemens glanduleux au col, a été d'une assez bonne santé jusqu'à l'âge de treize ans, époque à laquelle on s'aperçut que l'épaule droite était un peu plus saillante que l'épaule gauche; mais espérant que cette légère défectuosité disparaîtrait, les parens de la jeune personne y firent peu d'attention, et cette demoiselle continua de se livrer à ses occupations ordinaires. Le dessin, dans l'étude duquel elle faisait des progrès rapides, fut une de ses occupations favorites; l'écriture et la musique ne furent pas négligées. Dans la pension où était cette demoiselle, l'exercice était presque compté pour rien; dans l'hiver surtout, elle était souvent des jours entiers sans sortir dans le jardin. Le défaut d'exercice joint à l'étude assidue du dessin et aux exercices pour l'écriture, firent que la déviation de l'épine augmenta considérablement depuis l'âge de treize ans jusqu'au 15 novembre 1825, époque où cette demoiselle entra dans notre établissement pour y suivre un traitement approprié.

Voici l'état dans lequel elle était alors : taille de 4 pieds 10 pouces 5 lignes, le visage très pâle et l'habitude du corps maigre. La colonne vertébrale présentait une déviation double, dont la plus forte était la supérieure, qui s'étendait depuis la première jusqu'à la onzième dorsale; la partie la plus excentrique de la portion du cercle, formée par ces onze vertèbres, était de deux pouces et demi, de manière que les cinquième, sixième et septième vertèbres dorsales étaient sous l'omoplate droite, ce qui augmentait beaucoup l'angle des côtes sternales, et élevait l'épaule de deux bons pouces plus haut que la gauche. La déviation inférieure à gauche était moins forte que la supérieure, la profondeur de sa courbe n'était que de 10 à 11 lignes; après neuf mois de traitement, la déviation supérieure n'était plus que de 4 lignes, et l'inférieure n'existait plus.

Les parens de cette jeune personne la voyant presque droite, pensaient qu'en achetant un lit à mécanique, ils pourraient finir la cure chez eux; mais il en fut autrement. La jeune personne, pendant six mois qu'elle est restée hors de notre établissement, n'a presque rien gagné dans le redressement de son épine. Depuis près de deux mois qu'elle est rentrée dans notre maison, les points déviés de la colonne dorsale reviennent très sensiblement vers la ligne médiane.

NEUVIÈME OBSERVATION.

M. J....., né de parens sains, âgé de quinze ans, a toujours été d'une bonne santé pendant son enfance: il a été nourri par une femme qui avait toutes les apparences d'une bonne santé, mais qui avait eu deux enfans rachitiques dont l'un était mort. Cette nourrice a aussi une sœur qui est affectée de claudication par suite de tumeur blanche.

La croissance de M. J..... a été très rapide jusqu'à l'âge

de dix ans; elle parut rester stationnaire à cette époque. Une éruption cutanée survenue alors fut traitée et guérie par l'emploi des eaux Duriage, près Grenoble.

Lorsque M. J..... est entré dans notre établissement, le 2 juillet 1826, il avait grandi beaucoup depuis deux mois, et ce n'était que depuis un mois que l'on s'était aperçu d'une saillie qui fut attribuée au déplacement de quelques côtes, et que l'on craignait de voir augmenter. C'est ce qui engagea les parens de M. J..... à consulter divers chirurgiens, et, d'après leur avis, à l'envoyer à Paris pour être traité par les moyens extenseurs de la colonne vertébrale.

Lorsque M. J..... entra dans notre établissement destiné aux garçons, voici quel était son état:

Doué d'une forte constitution, il avait les cavités splanchniques très développées. Le système musculaire bien prononcé, et son tempérament paraissait être de ceux que l'on a désignés sous le nom de sanguins.

Sa colonne vertébrale offrait une double déviation; l'une correspondait aux épaules, l'autre à la partie inférieure de la région dorsale, et supérieure de la région lombaire.

La première courbure était à gauche, elle résultait de l'inclination à droite des cinq vertèbres dorsales qui suivent la seconde; le sinus de cette courbure avait 4 lignes de profondeur. Par suite de cette déviation, l'épaule droite était un peu plus saillante que la gauche, et un peu plus élevée que cette dernière.

La deuxième courbure était en sens inverse de la première, et comprenait les quatre dernières vertèbres dorsales et les trois premières lombaires ; le sinus de cette courbure avait 6 lignes de profondeur. Le faisceau du muscle sacro-spinal gauche très développé formait au niveau des lombes une saillie oblongue, qui dépassait les apophyses épineuses en arrière, tandis que sur le côté opposé, au lieu d'une saillie du muscle, on remarquait une forte dépression, une sorte de gouttière. De cette déviation résultait une élévation de la hanche droite de près d'un pouce, et un abaissement correspondant du côté opposé, une courbure du flanc droit, un arrondissement du flanc gauche.

Du côté de la poitrine, les côtes ne paraissaient pas avoir subi de déviation ou d'aplatissement bien marqué. Seulement dans la station verticale la pièce inférieure du sternum et son appendice étaient directement portés en avant, de sorte qu'en cet endroit existait une saillie de 3 ou 4 lignes, arrondie, et dont la base pouvait avoir 5 lignes de largeur. Cette saillie disparaissait lorsque M. J.... était couché sur le dos; et du reste elle ne constituait pas une grande difformité. C'est cette saillie qui a la première attiré l'attention des parens, et elle a été attribuée par un chirurgien bien connu à l'aplatissement de quelques côtes, par suite de la déviation du rachis. Nous ne fûmes pas de cet avis, et voici nos raisons : 1° Les côtes n'étaient ni déviées ni aplaties; 2° la saillie du sternum avait lieu directement en avant, ce qui n'aurait pas été si elle avait tenu à la cause indiquée ; car comme le rachis était dévié d'un seul côté, l'aplatissement des côtes devait avoir lieu d'un seul côté aussi, et dans ce cas il aurait dû y avoir inclinaison du sternum d'un côté. Nous croyons plutôt que cette saillie tenait à une légère dépression des cartilages des dernières vraies côtes, dont l'extrémité sternale relevée portait en avant la partie inférieure du sternum; cette disposition est peut-être, et nous le pensons, naturelle. Si elle n'a fixé l'attention des parens que très tard, et fait naître des craintes dans leur esprit, c'est qu'elle n'avait pas pu être remarquée plus tôt, son développement n'étant alors que très peu marqué. Nous dirons, à l'appui de cette opinion, qu'aujourd'hui même, malgré le redressement complet du rachis, la saillie du sternum persiste. Il nous est donc impossible de fixer au juste l'époque à laquelle a commencé la déviation de la colonne vertébrale.

M. J..... se trouvant dans toutes les conditions convenables, fut aussitôt soumis à l'extension oscillatoire au moyen du lit mécanique. L'effort de tension de 20 livres a été progressivement porté à 60. Une grande susceptibilité nerveuse, une impatience de toute gêne, et peut-être un peu de mauvaise volonté de la part du malade, ont rendu le traitement très difficile; cependant les progrès ont été rapides, et tellement, qu'au 19 octobre 1826, c'est-à-dire au bout de trois mois et demi de traitement, la colonne vertébrale est tout-à-fait droite, les épaules et les hanches sont à leur niveau; il ne reste plus de ce qu'il y avait au dos que la saillie du faisceau du muscle sacro-lombaire gauche, et encore la dépression à droite est-elle moins forte. L'exercice des muscles de ce côté parviendra, nous n'en doutons pas, à rétablir l'équilibre.

Ce malade nous a été adressé par M. le baron Michel, docteur en médecine, etc., et c'est un de ceux que M. le professeur Shaw a examinés avec attention, et sur le lit duquel il s'est couché pour éprouver par lui-même le mouvement oscillatoire.

Depuis que cette note a été recueillie, la consolidation des vertèbres s'est opérée; la saillie musculaire a un peu diminué. La tumeur du sternum, traitée par la compression au moyen d'un corset disposé à cet effet, s'est entièrement effacée.

DIXIÈME OBSERVATION.

Mademoiselle B...., âgée de vingt-six ans, d'un tempérament lymphatique, est assez faiblement constituée.

Elle a éprouvé à l'âge de deux ans une variole discrète, qui n'a eu aucune suite fâcheuse.

A l'âge de cinq ans elle a eu divers engorgemens passagers des ganglions lymphatiques du col; en même temps il se manifesta une affection rhumatismale des muscles du côté droit du col, avec inclinaison de la tête de ce côté. Cette dernière maladie, assez intense dans le principe, diminua par la suite; cependant il est toujours resté une légère contracture des muscles de la partie latérale droite. Ces engorgemens passagers des ganglions cervicaux, et ce torticolis, ont persisté jusqu'à l'âge de dix ans. On commença alors à s'apercevoir que le côté gauche du col était plus saillant que le droit, que l'épaule du même côté était plus élevée que l'autre. Le mal continua de faire des progrès, en même temps que l'épine éprouvait plus bas une autre courbure, de telle sorte que lorsque cette demoiselle entra dans notre établissement, elle était horriblement contrefaite, et que nous désespérions d'obtenir même une amélioration sensible dans son état. Cependant comme elle désirait vivement guérir, et que d'ailleurs il n'y avait aucun inconvénient à tenter la guérison, mademoiselle B..... jouissant alors d'une bonne santé, fut soumise au traitement. Voici quel était son état lorsqu'elle commença.

Toutes les vertèbres cervicales et les cinq premières dorsales étaient considérablement déviées à gauche, et formaient une énorme tumeur sur la partie latérale gauche et un peu postérieure du col; les extrémités des trois premières côtes soulevées par le fait de cette déviation, concouraient encore à grossir la saillie formée par les vertèbres déplacées. Les vertèbres cervicales, outre leur déviation, avaient subi un mouvement de torsion en vertu duquel les apophyses transverses droites se trouvaient presque postérieures et les gauches antérieures. La forme de la tumeur pouvait être comparée à ces pains de demi-livre, vulgairement connus sous le nom de *flûte;* on conçoit d'après ce qui vient d'être dit que le col devait être très long à sa partie gauche et un peu postérieure, et très court en sens inverse, où il formait un creux très profond; que de la torsion des vertèbres devait résulter une légère rotation de la tête à droite; que l'épaule gauche était relevée et très saillante, que la droite au contraire était abaissée et aplatie de telle sorte que le scapulum était pour ainsi dire rentré dans la paroi thoracique. Ce n'est pas tout: à cette première courbure de la partie supérieure de l'épine en succédait une autre en sens inverse, c'est-à-dire que le reste des vertèbres dorsales et les trois premières lombaires étaient déjetées à droite, et qu'à gauche existait une courbure de près de deux pouces de profondeur. La poitrine avait éprouvé des déformations consécutives. Le sternum était poussé en avant en forme de poitrine d'oiseau; supérieurement et à droite existait un creux, et inférieurement une saillie des dernières côtes.

Supérieurement et à gauche ce côté était bombé; il était courbé inférieurement; la hanche droite était de 2 pouces plus élevée que la gauche.

Les membres étaient grêles, peu nourris, toutes les fonctions organiques se faisaient bien.

Mademoiselle B....., soumise à l'extension sur le lit mécanique, en un mois elle a grandi d'un pouce : au bout de trois mois elle a gagné un pouce et demi, et les hanches sont revenues au même niveau, les profondeurs des courbures sont diminuées de quelques lignes.

On ajoute à l'extension une pression constante sur la saillie de l'épaule au moyen d'une sorte de béquille renversée, dont le pied, appuyé sur la tête du lit, et qui porte à son extrémité une plaque de métal matelassée, est disposé de manière qu'il emboîte la saillie des vertèbres cervicales et tend à les reporter dans leur direction primitive. Mais comme cette pression fait perdre au corps la rectitude qu'il doit avoir sur le lit en le poussant à gauche, on ajoute à cela une autre plaque de métal également matelassée qui prend son point d'appui sur la saillie des côtes droites inférieures, et fait ainsi opposition au premier moyen de pression, sans que la poitrine s'en trouve gênée. L'usage de la béquille renversée ne peut être continué que deux à trois heures dans la journée, à cause de la douleur que la pression détermine au bout d'un certain temps : telles sont les principales modifications ajoutées au lit mécanique. Voici maintenant le résultat obtenu depuis sept mois.

Mademoiselle B...... a grandi de 3 pouces et demi ; les hanches sont au même niveau. Les premières vertèbres lombaires et les deux dernières dorsales sont sur la ligne médiane. La partie bombée des vertèbres cervicales et la saillie de l'épaule droite sont diminuées d'un tiers, comparées au buste pris avant le commencement du traitement. L'omoplate gauche ressort un peu et se dessine sous la peau. L'épaule du même côté est relevée d'un bon pouce, de sorte qu'en somme l'affreuse difformité dont cette demoiselle était atteinte est considérablement diminuée, et nous espérons avec le temps, obtenir une guérison, qui, si elle n'est complète, fera au moins disparaître en grande partie les difformités principales.

Cette demoiselle est entrée dans notre établissement le 1er avril 1826, et en est sortie le 1er octobre suivant, après sept mois de traitement; et, depuis, les nouvelles que nous en avons reçues confirment la continuation des succès.

N. B. Cette demoiselle nous avait été envoyée par M. le docteur Treille.

ONZIÈME OBSERVATION.

Mademoiselle L. D......, âgée de quinze ans et demi, née de parens sains, vaccinée, n'a jamais eu de glandes engorgées, ni de gourme, et a toujours joui d'une bonne santé; à l'âge de sept ans, sa colonne vertébrale a commencé à éprouver une légère déviation latérale. La maladie a fait peu de progrès jusqu'à quatorze ans, époque où elle augmenta d'une manière très sensible jusqu'à l'âge de quinze ans que cette demoiselle entra dans notre établissement, le 20 janvier 1825; elle était alors dans l'état suivant :

Douée d'un tempérament sanguin, et bien constituée pour son âge, sauf la déviation de l'épine, elle a les cheveux châtains clairs, le teint coloré.

Sa colonne vertébrale présente une double courbure, ou une courbure en *S* dont la partie supérieure correspond aux épaules, et l'inférieure à la région lombaire.

La première comprend les neuf premières vertèbres dorsales. Ces vertèbres sont inclinées à droite et cachées sous la base de l'omoplate, du moins les plus centrales. La courbure est située à gauche, et sa profondeur à la partie moyenne est de 2 pouces 5 lignes.

Il résulte de là que les côtes droites sont relevées et saillantes, et soulèvent l'omoplate de ce côté; de sorte que le côté droit du thorax est fortement bombé, surtout en arrière, tandis que le côté gauche est déprimé et forme un creux.

L'épaule est abaissée, l'omoplate affaissée ne laisse voir que son angle supérieur interne; la courbure inférieure comprend les trois dernières vertèbres dorsales et les deux premières lombaires; elle est en sens inverse de la première; sa profondeur est d'un pouce; il en résulte un arrondissement du flanc et des lombes droites et un léger creux à gauche.

Mademoiselle L..... jouissant d'une bonne santé, fut soumise au traitement par l'extension sur le lit mécanique oscillatoire.

La tension de 20 livres d'abord fut progressivement augmentée jusqu'à 50 et même 60 livres. Cette demoiselle n'éprouva aucune incommodité. Aujourd'hui, 20 octobre 1826, au bout de neuf mois de traitement, elle est dans l'état suivant:

Les courbures de la colonne rachidienne se sont considérablement redressées; les vertèbres supérieures, tout-à-fait dégagées de dessous l'omoplate, ne sont plus qu'à un pouce de distance de la ligne médiane, les inférieures à 6 lignes; de sorte qu'en somme, le redressement est de plus de moitié.

Mademoiselle L. D..... a grandi de plus de 2 pouces.

28 mars 1827. Cette demoiselle a fait beaucoup de progrès vers sa guérison depuis quelques mois; sa déviation, dans l'endroit où elle était la plus prononcée, ne présente qu'un écartement de 3 ou 4 lignes; la déviation inférieure n'existe plus.

Aujourd'hui, 10 novembre 1827, nous estimons que trois mois sont encore nécessaires pour obtenir une guérison complète.

DOUZIÈME OBSERVATION.

Honorine D..., âgée de cinq ans, née à Paris, dans un des quartiers les plus populeux, d'une constitution très faible, peut-être parce qu'elle se livre à de funestes habitudes, n'a commencé à marcher seule qu'à l'âge de deux ans, ce que ses parens ont attribué à une forte incurvation du membre inférieur gauche. Cette incurvation qui a toujours été en augmentant jusqu'à l'âge de près de cinq ans, époque de son entrée dans notre établissement, le 15 juin 1825; voici son état alors:

La jambe gauche était déviée en dedans, de manière que

l'articulation fémoro-tibiale était formée par le contact des surfaces des condyles externes du fémur et du tibia. Quand la jeune personne était debout, le genou gauche touchait au défaut du mollet droit, et en tirant une ligne de la partie interne de ce genou perpendiculairement au sol, il y avait entre la partie inférieure de cette ligne et le talon un espace de 7 pouces ; les orteils étaient dirigés en dedans.

Le tibia et le péroné de la jambe droite étaient arqués en dehors, et le pied dirigé en dedans.

Il est facile de concevoir, d'après ce que nous venons de dire, que la progression ne se faisait que très difficilement chez cet enfant, puisque, chaque fois qu'elle faisait un pas, le genou gauche venait toucher le mollet droit, et que le buste par conséquent devait être très incliné de ce côté. La difficulté de la marche, l'inclinaison de tout le corps du côté le plus déformé, déterminèrent à l'âge de quatre ans une déviation de la partie inférieure de l'épine, et cette déviation avait dix lignes de profondeur un an après.

Cet enfant est resté six mois dans notre établissement ; ses parens la visitaient journellement, et sa mère prenait plaisir de l'*osciller* elle-même par un moyen particulier destiné exclusivement pour ce genre de difformité.

Arrivée chez elle, elle fut soumise à l'usage de bottines, mais dont l'usage fut suspendu par suite d'une chute d'environ neuf à dix pieds de hauteur que fit cette demoiselle. C'est M. Ségalas qui nous l'avait adressée, et qui continua à lui donner des soins. Cet enfant a été long-temps malade, et donnait de grandes inquiétudes sur ses jours par suite de cette chute; le séjour de la campagne et l'usage de notre machine oscillatoire ont tellement rétabli la direction des extrémités inférieures, qu'à peine aujourd'hui, 20 octobre 1827, on pourrait s'apercevoir qu'il a existé une déviation.

La pl. 18, fig. 5, représente l'état dans lequel l'enfant était lors de son entrée dans notre établissement.

TREIZIÈME OBSERVATION.

M....., âgé de quatorze ans, né de parens sains, a deux sœurs bien portantes et fortement constituées; il n'a eu dans son enfance ni glandes engorgées, ni gourme; il a eu la petite-vérole, et jusqu'à l'âge de huit ans il a toujours joui d'une bonne santé; à l'époque de sa deuxième dentition, il a eu des convulsions, et a été atteint, à ce qu'il paraît, de rétention d'urine, affections qui l'ont tenu au lit pendant un an; au bout de ce temps, l'accident ayant cessé, il commença à se lever et à marcher, mais il existait beaucoup de faiblesse dans le rachis. C'est de cette époque que date le début de la courbure de la colonne vertébrale. Dans les premiers temps les progrès du mal ont été peu rapides, mais depuis un an ils ont été beaucoup plus vite, avec sentiment de douleurs et de lassitudes le long du rachis, dans l'épaule droite, et d'une dyspnée très grande, sans aucune altération des fonctions digestives. Quelle a été la cause de la rapidité des progrès dans les derniers temps? nous ne pouvons l'attribuer à une habitude secrète, le moral de cet enfant prouve le contraire; cependant nous ne rejetons pas absolument cette idée. Il est à remarquer que c'est à l'époque de la puberté chez la plupart des personnes contrefaites qu'ont lieu les progrès les plus sensibles dans les déviations du rachis. Est-ce que la nature, en dirigeant toute son action vers l'appareil de la génération, oublierait pour un moment, si nous pouvons nous exprimer ainsi, la nutrition des os? C'est une question à décider. Quoi qu'il en soit, M. É..... entra dans notre établissement le 2 octobre 1826; il était alors dans l'état suivant:

D'un tempérament sanguin, d'une taille petite, assez robuste cependant, bien portant, quoiqu'il eût peu d'appétit, que parfois ses digestions fussent laborieuses, et que de temps à autre il éprouvât des retours de dysurie.

La colonne vertébrale offre une double courbure.

La courbure supérieure affecte les deux premières vertèbres du dos, lesquelles sont déjetées à droite; les quatre premières sont peu éloignées de la ligne médiane, mais les six suivantes le sont beaucoup plus, de sorte que les septième, huitième et neuvième vertèbres dorsales se trouvent sous le bord intérieur de l'omoplate, et écartées de plus de deux pouces de la ligne médiane. On conçoit d'après cela que les côtes droites correspondantes doivent être relevées, et former une saillie en arrière qui remonte l'angle inférieur de l'omoplate, tandis que le côté opposé de la poitrine offre un creux, et que l'angle inférieur de l'omoplate est enfoncé. L'inverse existe sur le devant de la poitrine. Les extrémités antérieures des côtes gauches sont bombées, les droites sont affaissées, de sorte que la forme de la poitrine est celle d'un ellipsoïde dont le plus grand diamètre traverse obliquement la poitrine de droite à gauche et d'arrière en avant. L'épaule droite est aussi un peu plus élevée que la gauche.

La deuxième courbure comprend les deux dernières vertèbres dorsales et les trois premières lombaires en sens inverse de la première. Elle a un pouce de profondeur à la partie moyenne. Le faisceau du muscle sacro-lombaire gauche forme une saillie assez volumineuse, la hanche du même côté est élevée d'un pouce au-dessus de la droite.

M. É..... ayant été soumis au traitement, au bout

d'un mois il avait grandi de 2 pouces. La courbure inférieure était presque effacée, la supérieure n'avait guère plus que 15 lignes de profondeur. Les saillies des côtes étaient sensiblement diminuées, les hanches paraissaient être revenues au même niveau. M. É.... n'a éprouvé d'autres indispositions que quelques retours passagers de dysurie. Il est probable qu'il sera guéri dans huit ou dix mois.

Mois d'avril 1827. L'amélioration continue; M. É.... a encore grandi de près d'un pouce. La colonne vertébrale se redresse visiblement, et les saillies osseuses s'effacent. La santé est meilleure; les digestions se font beaucoup mieux. Il faut noter toutefois que depuis quelques mois M. É..... a eu plusieurs fois des palpitations passagères du cœur, et qui paraissent être le résultat de l'extension de la colonne épinière et par suite du redressement de la moelle vertébrale. Il faut noter encore que ces palpitations n'ont eu aucun caractère inquiétant.

Ce malade est sorti de notre établissement pour le continuer chez ses parens : nous n'avons pu recueillir les suites.

QUATORZIÈME OBSERVATION.

Mademoiselle P. D., âgée de dix ans, d'un tempérament lymphatico-sanguin, née de parens sains, a une sœur qui, comme elle, est affectée de déviation de la colonne vertébrale, mais à un plus haut degré.

Elle n'a jamais eu aucune des maladies qui sont l'apanage de l'enfance, elle a été vaccinée et a toujours joui d'une bonne santé.

Au mois d'octobre dernier, un défaut de rectitude dans la station, un peu moins d'assurance dans la marche, engagèrent la maîtresse de pension de cette demoiselle à porter son attention sur la cause qui pouvait donner lieu à cette difficulté des mouvemens; elle reconnut qu'une hanche était plus élevée que l'autre, et consulta M. le docteur Fourcadel, médecin de la famille. Cet habile praticien reconnut aussitôt que cette difficulté dans les mouvemens était le résultat d'une déviation des vertèbres lombaires, d'où s'ensuivait la saillie de la hanche.

M. Fourcadel conseilla aux parens de la placer dans un établissement destiné au traitement de ces difformités: la malade nous fut adressée, et entra dans notre établissement le 18 octobre 1826. Voici quel était alors son état:

Les deuxième, troisième, quatrième et cinquième vertèbres lombaires, déviées à gauche, formaient à droite une dépression dont la profondeur à la partie moyenne était de 8 lignes. De cette déviation résultait une saillie du muscle sacro-lombaire gauche, et une saillie de la hanche du même côté qui se trouvait d'un pouce plus élevée que celle du côté opposé; il n'y avait d'ailleurs, chose très remarquable, aucune difformité dans la conformation de la poitrine ou de ses dépendances; cette demoiselle jouissait d'une bonne santé. Elle fut soumise au traitement par l'extension oscillatoire; des douches de vapeur furent employées en même temps, pour faciliter les effets de la tension, et l'on suivit le régime analeptique.

L'effort de tension s'est élevé progressivement de vingt à cinquante et même à soixante livres; en quatre mois la déviation et les autres accidens qui en étaient la suite avaient disparu. Alors graduellement on diminua la tension jusqu'au point d'où on était parti; des bains froids et salés sont administrés, on prescrit l'exposition au soleil, les frictions toniques et excitantes le long du rachis pour fortifier ces parties et activer leur nutrition; la jeune personne est levée une partie de la journée, et sa guérison paraît solide le 8 avril 1827; elle sort le 17 avril de notre établissement dans un état qui ne laisse rien à désirer. Nous avons eu occasion de la revoir plusieurs fois jusqu'aujourd'hui 6 novembre, et nous nous sommes convaincus qu'elle n'a éprouvé aucune rechute, quoiqu'elle n'ait fait usage d'aucune mécanique.

QUINZIÈME OBSERVATION.

Mademoiselle Élisa R....., âgée de vingt-quatre ans, d'un tempérament lymphatique, née de parens sains, a joui d'une bonne santé jusqu'à l'âge de quatre ans, époque à laquelle elle fut atteinte d'une fièvre maligne très grave. A l'âge de cinq à six ans des engorgemens glanduleux se manifestèrent et suppurèrent. A la suite de ces maladies le ventre resta gros et le maintien devint mauvais, sans doute par l'état de faiblesse. A l'âge de huit ans on s'aperçut que l'épaule droite était plus forte que la gauche, et que l'épine était déviée; le volume du ventre allait croissant.

Depuis huit jusqu'à douze ans la rougeole et la scarlatine furent les phénomènes les plus remarquables qui se manifestèrent dans la santé de la malade.

La déviation du rachis fit peu de progrès jusqu'à quinze ans; à cette époque la menstruation s'établit sans accident; depuis elle n'a souffert aucun dérangement. L'établissement de cette nouvelle fonction, loin d'apporter des changemens favorables dans la santé, parut au contraire contribuer à la détruire davantage; des lassitudes habituelles, l'amaigrissement et la faiblesse, une dyspnée constante, qui jusque là n'avaient existé que passagèrement et à un faible degré, augmentèrent sensiblement. La déviation fit aussi des progrès rapides.

Mademoiselle É..... vint à Paris en 1826 pour se faire traiter, et entra dans notre établissement le 1er mai; elle était alors dans l'état suivant:

Taille de 4 pieds 4 pouces 8 lignes, maigreur prononcée, dyspnée habituelle.

La colonne vertébrale offre une déviation considérable, spécialement dans la région dorsale, et qui correspond aux dix premiers os de cette région. Ces os, déjetés à droite et en arrière, offrent une courbure profonde de 3 pouces à sa partie moyenne, mais il faut remarquer que les vertèbres supérieures sont plus déjetées que les inférieures. Les quatrième, cinquième et sixième vertèbres dorsales sont cachées sous l'omoplate.

Il résulte de là que l'omoplate droite est soulevée et déjetée en dehors, de manière que sa direction est presque antéro-postérieure au lieu d'être transversale. Les côtes relevées et écartées forment, conjointement avec l'omoplate, une énorme tumeur qui peut avoir 9 pouces de hauteur, 4 pouces de largeur et 2 pouces environ d'épaisseur. Mais la tumeur est plus large et plus saillante à la partie supérieure qu'à l'inférieure; elle se termine en pointe par en bas.

Du côté opposé l'épaule est abaissée, et l'omoplate semble rentré dans la paroi thoracique gauche, qui est, mais en sens inverse, recourbée.

La hanche gauche est plus saillante que la droite, qui est plus élevée; le flanc gauche est rempli et saillant, le flanc droit courbe, creux, et forme la seconde difformité.

Mademoiselle..... est soumise au traitement par l'extension rémittente; elle supporte très bien la gêne de ce traitement; bientôt les résultats en sont si satisfaisans que les deux déviations sont presque entièrement effacées.

Cette demoiselle, sortie à la fin de septembre 1827, pour continuer son traitement chez ses parens, a gagné peu de chose, surtout pendant les deux derniers mois.

SEIZIÈME OBSERVATION.

Mademoiselle E. D..., âgée de quatorze ans, d'un tempérament lymphatique, d'une constitution délicate, blonde, née de parens bien portans, mais ayant une sœur qui a été traitée et guérie dans notre établissement d'une déviation du rachis, fut affectée à l'âge de six ans d'une fièvre dite *maligne,* pour laquelle elle avait gardé le lit pendant plusieurs mois. C'est lors de la convalescence de cette maladie qu'a commencé la déviation du rachis; cette déviation a fait des progrès rapides, et au mois de mars 1826, époque à laquelle mademoiselle E. D... entra dans notre établissement, elle était dans l'état suivant :

Habitude du corps très maigre, pâleur générale, respiration difficile, toux sèche presque continuelle, taille de 3 pieds 6 pouces 8 lignes.

La colonne vertébrale offre une déviation considérable à droite, correspondant à la région dorsale. Cette déviation n'est pas directement latérale, mais latérale et postérieure. Les vertèbres déviées, les côtes et l'omoplate relevées, forment à droite de la ligne médiane une tumeur de 8 pouces de hauteur, environ 3 à 4 pouces de largeur à sa base, et 18 lignes au sommet, et 2 pouces d'épaisseur; plus large et plus saillante en haut, elle se termine par une pente douce. Du côté opposé un affaiblissement de l'omoplate, un creux, un rétrécissement de la cavité thoracique gauche font opposition aux difformités précédentes.

Légère déviation à gauche (de 6 à 7 lignes) des vertèbres lombaires, saillie de la hanche gauche et du flanc du même côté, abaissement de la hanche droite et incurvation du flanc droit. Il résulte donc de là que cette déviation du rachis est en tout semblable à celle de mademoiselle L. D., sauf quelques modifications dans les dimensions; que les causes ont entre elles beaucoup d'analogie. Mademoiselle L. D. est soumise au traitement à dater de son entrée dans notre établissement.

Pendant le 1er mois elle grandit de 2 pouces; les vertèbres lombaires se redressent; la tumeur de l'épaule droite, comparée à celle du buste avant le traitement, paraît sensiblement diminuée.

Aujourd'hui, 10 novembre 1827, les progrès augmentent sensiblement de mois en mois, et la cure ne peut être de longue durée.

DIX-SEPTIÈME OBSERVATION.

Mademoiselle........, âgée de douze ans, d'un tempérament lymphatique, a eu en son bas âge plusieurs glandes engorgées au col, dont la résolution s'est toujours opérée; elle a été vaccinée, a eu la rougeole et la scarlatine, long-temps avant l'époque à laquelle a commencé la déviation du rachis. Elle est née de parens sains; mais, chose très remarquable, c'est que mademoiselle......, ainsi qu'une sœur âgée de cinq ans, ont été allaitées par la même nourrice; que cette nourrice était très belle femme, et que la jeune sœur commence déjà à offrir les prodrômes de la déviation du rachis, tandis que ses autres frères ou sœurs, élevés par des nourrices différentes, n'en ont jamais ressenti aucune atteinte.

A l'âge de dix ans, après une station peu prolongée, des lassitudes se firent sentir dans la région lombaire, lassitudes qu'elle combattait en se reposant sur le membre inférieur droit. Ces symptômes durèrent environ six mois; au bout de ce temps on s'aperçut que l'épine dorsale éprouvait une déviation, que l'épaule droite et la hanche gauche étaient chacune de leur côté plus saillantes. Les progrès de la maladie, peu sensibles pendant les quinze mois suivans, devinrent beaucoup plus rapides dans les trois derniers mois qui précédèrent le traitement; tellement, que l'épaule, d'après l'expression de la mère, semblait pousser à vue d'œil.

Mademoiselle....... entra dans notre établissement le 15 janvier 1827. Voici quel était alors son état: Pâleur et maigreur très remarquables; cependant santé assez bonne et fonctions régulières; taille de 4 pieds 2 pouces 6 lignes; la colonne vertébrale offre une double courbure: la première comprend les sept vertèbres dorsales, qui suivent la première; la cinquième est la plus éloignée, et est écartée de 17 lignes de la ligne médiane. L'inférieure comprend les dernières vertèbres dorsales, et les deux premières lombaires; la première lombaire, la plus éloignée de la ligne médiane, en est distante d'un pouce. La première courbure est à gauche, la deuxième à droite, c'est-à-dire que les vertèbres sont déviées, les premières à droite et les deuxièmes à gauche.

De cette déviation résultent des difformités accessoires de l'épaule droite et de la hanche gauche. L'extrémité postérieure des côtes droites redressée soulève l'omoplate et l'épaule, de sorte que le côté droit du thorax est bombé supérieurement et en arrière; qu'il est courbé en bas, et que l'inverse a lieu du côté gauche; de là résulte que la hanche gauche et le muscle sacro-lombaire du même côté forment une saillie remarquable; que l'épaule gauche est affaissée et aplatie, que le flanc droit est déprimé, et la hanche de ce côté paraît plus basse que celle du côté opposé.

Mademoiselle......... a été soumise au traitement immédiatement après son entrée dans notre établissement; les efforts de tension ont été gradués depuis 20 livres jusqu'à 50. La santé de mademoiselle....... s'est beaucoup améliorée, et l'état des parties déformées est telle aujourd'hui, 25 septembre 1827, que l'on peut espérer une guérison très prochaine.

Sa taille est de 4 pieds 6 pouces; la courbure supérieure n'a plus que trois lignes de profondeur, l'inférieure deux lignes; la saillie des côtes et de l'omoplate droites est presque effacée, l'épaule gauche s'est relevée, et les hanches sont égales : il est probable que la guérison complète sera obtenue avant deux mois.

DIX-HUITIÈME OBSERVATION.

Mademoiselle E....., âgée de quinze ans, d'une constitution faible, d'un tempérament lymphatique, entra dans notre établissement vers la fin du mois de juillet dernier (1827).

Jusqu'à l'âge de huit ans, elle a été d'une assez bonne santé; à cette époque, elle éprouva une fièvre scarlatine, dont la convalescence fut très longue et accompagnée de toux. Ce fut quelques mois après cette maladie que ses parens s'aperçurent que la colonne vertébrale était un peu déviée. Les progrès de cette déviation furent lents, sans accidens bien notables; la santé, quoique faible, ne fut point dérangée.

Voici l'état de cette jeune personne à son entrée dans notre établissement :

La taille était de 4 pieds 7 pouces 2 lignes. Les cinq dernières vertèbres dorsales et les trois lombaires suivantes étaient déjetées à gauche, et formaient une courbe à droite de 1 pouce 2 lignes de profondeur. Il résultait de cette courbe un arrondissement du flanc gauche, une dépression du flanc droit, et une élévation de la hanche de ce côté. Les sept vertèbres dorsales supérieures à celles comprises dans la déviation antérieure étaient déjetées à droite, surtout la troisième et la quatrième, qui étaient éloignées de la ligne médiane de 9 lignes.

Mademoiselle E..... a été soumise dès son entrée dans notre établissement à l'extension oscillatoire, aux exercices gymnastiques, à l'usage des douches de vapeur sur les points déviés de la colonne épinière; aux frictions. Elle s'est habituée facilement à ce traitement.

Aujourd'hui, 1er novembre 1827, la colonne vertébrale est tout-à-fait droite, et, depuis un mois, les douches de vapeur aqueuse simple sont remplacées par les douches de vapeur aromatique, les douches d'eau de mer artificielle, froides, sur l'épine, etc. Elle a grandi de 18 lignes depuis trois mois.

DIX-NEUVIÈME OBSERVATION.

Mademoiselle....., âgée de dix ans, d'un tempérament lymphatico-sanguin, d'une faible constitution, fut reçue dans notre établissement dans les premiers jours du mois d'août 1827.

Elle était affectée d'une déviation du rachis, assez prononcée, pour laquelle elle venait réclamer nos soins et l'emploi de nos machines.

La taille de cette demoiselle était de 4 pieds 5 pouces 1 ligne, la déviation affectait les vertèbres comprises entre la deuxième dorsale et la troisième lombaire inclusivement. Les apophyses épineuses de ces os, déjetées à droite, représentaient un arc dont la profondeur avait 1 pouce 10 lignes. Il résultait de cette courbure une saillie de l'omoplate droite, qui était soulevée et déjetée en dehors, et une élévation de l'épaule correspondante; tandis que le flanc gauche offrait une courbure, d'où résultait une élévation de la hanche de ce côté.

Depuis trois semaines mademoiselle..... est soumise au traitement; elle le supporte sans difficulté.

Le 4 novembre, elle avait grandi de 17 lignes; son bras droit, dont elle se servait très difficilement, a recouvré toute sa force première; la déviation, dont le sinus avait 22 lignes de profondeur, n'en conserve aujourd'hui que 4 ou 5.

Tout nous fait croire que, par la continuation de l'extension oscillatoire, des exercices gymnastiques, des douches de vapeur, etc., etc., la cure sera complète dans trois mois.

VINGTIÈME OBSERVATION.

Mademoiselle E. C..., âgée de quinze ans, d'un tempérament lymphatique, d'une constitution assez grêle, sujette, depuis un an, à des coliques mensuelles, n'a été réglée qu'une fois encore; mais, depuis, les règles n'ont pas reparu : de là sans doute résultent les coliques périodiques. Elle jouit d'ailleurs d'une assez bonne santé.

Vers l'âge de dix ans sa colonne vertébrale commença à se dévier, et l'épaule gauche à devenir plus saillante. On la fit alors coucher sur un lit dur, avec la simple précaution de la maintenir couchée sur le dos au moyen d'une ceinture. Pendant trois ans ce moyen fut mis en usage, et la courbure de la colonne vertébrale, ainsi que la saillie de l'épaule, s'effacèrent peu à peu.

Depuis un an, peut-être par suite des coliques, qui sont le résultat du défaut de la menstruation, ou par suite de l'absence de cette fonction, ou enfin par toute autre raison, la maladie du rachis a fait de nouveaux progrès, et peu à peu elle est arrivée au point où nous l'avons trouvée lors de son entrée dans notre établissement, le 9 août 1827.

Mademoiselle E. C.... avait alors une taille de 4 pieds 7 pouces 9 lignes; la colonne vertébrale offrait une triple courbure; la première correspondait aux sept premières vertèbres dorsales, qui étaient déviées à gauche; la deuxième, aux cinq dernières vertèbres de la même région, déviées à droite; et la troisième, aux trois premières lombaires, déviées à gauche. Le sinus de la première courbure était de 8 lignes de profondeur; celui de la deuxième, de 5 lignes, et celui de la troisième, de 4 lignes.

L'épaule gauche était plus bombée que la droite; les côtes droites correspondantes aux vertèbres déviées dans ce sens, étaient aussi bombées; le flanc gauche arrondi, le flanc droit courbé, la hanche droite plus élevée que celle du côté opposé.

Mademoiselle E. C... a été soumise à l'extension oscillatoire, à laquelle elle s'est promptement habituée, à l'usage des douches de vapeurs simples, aux exercices gymnastiques, etc.

Aujourd'ui, 1er novembre, la menstruation est rétablie, les coliques ont complètement cessé depuis plus de deux mois, et la colonne vertébrale est presque droite.

La taille est de 4 pieds 8 pouces 10 lignes.

VINGT-UNIÈME OBSERVATION.

Mademoiselle E. F...., âgée de quatorze ans, d'un tempérament sanguin, d'une assez forte constitution, d'une taille de 4 pieds 11 pouces, a commencé à éprouver, vers l'âge de dix ans et sans cause connue, un sentiment de lassitude le long de la colonne vertébrale. La station verticale était pénible et très fatigante, pour peu qu'elle fût prolongée. La déviation a fait peu de progrès pendant les trois premières années; mais depuis lors elle a augmenté d'une manière beaucoup plus sensible; ce qui tient peut-être à une menstruation un peu difficile. Enfin, cette demoiselle est entrée dans notre établissement dans le mois d'octobre 1826; elle était alors dans l'état suivant :

Assez fortement constituée, elle avait une taille de 4 pieds 11 pouces; douée d'un tempérament éminemment sanguin, elle était affectée de surdité. Elle offrait une difformité dans la taille, qui tenait évidemment à une déviation de la colonne vertébrale. Cette déviation était double en S. La première courbure comprenait les 3me, 4me, 5me, 6me, 7me et 8me vertèbres dorsales, qui étaient déjetées à droite; la cinquième, la plus éloignée de la ligne médiane, en était distante de 14 lignes. Il résultait de là que les côtes droites correspondantes aux vertèbres déviées étaient relevées; que ce côté était arrondi et bombé; que l'angle inférieur de l'omoplate était saillant en arrière; que l'épaule droite était plus élevée que la gauche, tandis que le côté gauche de la poitrine était courbé et aplati; que l'omoplate était affaissée sur les côtés, et était située au-dessous du plan du côté droit.

La deuxième courbure, formée par les quatre dernières vertèbres dorsales et les deux premières lombaires, déjetées en sens inverse des premières, offrait dans sa partie la plus déviée un écartement de 9 lignes de l'axe médian. Le faisceau du muscle sacro-lombaire gauche formait une saillie considérable; la hanche gauche était plus saillante que la droite.

Cette demoiselle fut soumise au traitement, qu'elle ne put suivre avec autant d'assiduité que les autres personnes, parce que l'on craignait que sa surdité, pour laquelle elle était en traitement, n'augmentât par sa position horizontale, qui a toujours pour effet de favoriser l'afflux du sang vers les parties supérieures. Quoi qu'il en soit, elle fut soumise au traitement, que l'on eut soin de diriger de manière à prévenir autant que possible l'effet de la situation horizontale sur la surdité. Après deux mois de l'usage des moyens mécaniques, mademoiselle .... avait grandi d'un pouce et demi; la courbure supérieure était réduite à 7 lignes de profondeur, et l'inférieure à 2 lignes. Mademoiselle E... avait pris beaucoup d'embonpoint et jouissait d'une bonne santé; sa surdité n'avait point augmenté; cependant, comme on craignait que la tension de la colonne vertébrale ne s'opposât à l'action du traitement dirigé contre la maladie de l'organe auditif, on cessa le traitement, en prenant les précautions nécessaires pour ne pas perdre ce qui avait été obtenu, et en remettant la continuation après la guérison de la surdité.

Elle est sortie dans les premiers jours de janvier.

VINGT-DEUXIÈME OBSERVATION.

Mademoiselle A. L...., âgée de treize ans et demi, d'un tempérament lymphatico-sanguin, vaccinée, n'a jamais eu de gourme, elle est bien réglée depuis un an, a beaucoup grandi depuis peu, elle est d'ailleurs assez bien constituée; sa taille est de 4 pieds 11 pouces 1 ligne; elle jouit d'une bonne santé, sauf quelques ganglions cervicaux engorgés au-dessous de l'espace parotidien gauche.

Elle est entrée dans notre établissement le 20 mai 1826, pour être traitée d'une déviation de l'épine dorsale survenue depuis peu de temps.

Cette déviation, comme la plupart des autres, était latérale et double, en forme de *S*, la première courbure était à gauche et résultait de l'inclinaison à droite de toutes les vertèbres dorsales comprises entre la troisième et la quatrième inclusivement; elle avait 8 lignes de profondeur, la seconde, en sens inverse de la première, comprenait les dernières vertèbres du dos et les premières lombaires: elle avait 6 lignes de profondeur. Cette déviation était trop peu prononcée pour avoir influé sur la forme de la poitrine, l'épaule droite seulement était un peu plus bombée que la gauche.

Depuis son entrée dans l'établissement, mademoiselle A... L... a été soumise au traitement par nos moyens d'extension, et de plus on a fait des frictions le long de la colonne vertébrale avec le baume de Fioraventi, et l'on a donné des bains salés et frais.

Au mois de décembre 1826, sa colonne vertébrale était parfaitement droite, les ganglions du col étaient effacés. Mademoiselle A.... L.... a grandi de 2 pouces 4 lignes. Sa santé est maintenant très bonne, et elle n'a éprouvé aucune espèce d'incommodité pendant tout le traitement, quoique le degré de tension ait habituellement été porté de 50 à 60 livres.

Au mois de septembre 1827, nous avons eu occasion de revoir plusieurs fois mademoiselle A... L.., et nous avons pu nous assurer que la guérison est parfaite. Le bon état de sa santé éloigne toute idée de récidive.

M. Dupuytren venait voir cette demoiselle tous les mois pendant la durée du traitement.

VINGT-TROISIÈME OBSERVATION.

Mademoiselle V..., âgée de seize ans, d'un tempérament lymphatique, maigre, d'une constitution très grêle, non réglée, entra dans notre établissement le 4 juin 1827.

Elle est née de parens sains et bien constitués.

Elle a eu dans son bas âge, ainsi que sa sœur et un de ses frères, des convulsions; elle n'a jamais eu d'autres maladies graves, mais elle a eu des glandes engorgées au cou et de la gourme à la tête.

Depuis l'âge de 4 ans, sa colonne vertébrale s'est deviée; le mal a toujours, depuis cette époque, fait des progrès et est arrivé au point où nous allons le décrire : pendant la marche de la maladie il y a toujours eu un appétit très marqué, sans symptôme d'irritation abdominale.

Voici quel était l'état de cette demoiselle lors de son entrée dans notre établissement.

La colonne vertébrale offrait une double incurvation; la première à gauche, correspondait à la région scapulaire; la seconde, en sens opposé, correspondait à la région des lombes.

Une ligne droite, tirée de la protubérance occipitale au sommet du sacrum, passait sur les apophyses épineuses des six premières vertèbres cervicales, de la onzième dorsale, et des deux dernières lombaires; laissant à droite toutes celles qui sont comprises entre la dernière vertèbre cervicale et la dixième dorsale inclusivement, et à gauche celles qui sont comprises entre la douzième vertèbre dorsale et la troisième lombaire, inclusivement. Il résultait de là que la colonne vertébrale avait la forme d'un *S* italique renversé. Le sinus supérieur avait environ 2 pouces de profondeur, et l'inférieur avait 15 lignes. La déviation supérieure n'était pas tout-à-fait latérale, mais elle suivait un plan moyen entre les diamètres transversal et antéro-postérieur; les apophyses épineuses des vertèbres dorsales déviées étaient cachées sous un faisceau musculaire, dans la partie moyenne de la courbure. Les côtes droites correspondant à l'omoplate étaient pliées à l'endroit de leur angle, de sorte que cette région du thorax formait une saillie longitudinale, qui soulevait la côte de l'omoplate, et la partie droite de la poitrine offrait en arrière une tumeur énorme, tandis que du côté opposé, l'omoplate semblait se perdre dans un enfoncement. La hanche gauche était relevée, la droite abaissée, la poitrine déformée. La jeune personne fut soumise au traitement par l'extension rémittente.

Au 19 août 1827, l'état de cette demoiselle était le suivant : taille de 4 pieds ; la courbure supérieure a 1 pouce 6 lignes, l'inférieure 9 lignes. Il résulte de là que chaque courbure a diminué pendant trois mois de traitement, de 3 lignes de profondeur.

Mademoiselle V.... a repris un peu d'embonpoint pendant les premières semaines du traitement, elle a éprouvé une douleur assez vive dans le côté gauche de la poitrine, douleur qui a nécessité beaucoup de ménagemens dans l'emploi des moyens extenseurs. Cette douleur n'existe plus actuellement. Depuis le commencement de la maladie, mademoiselle V.... est sujette à des palpitations; elles n'ont point augmenté ni diminué depuis le commencement du traitement, qu'elle continue avec succès, de manière que les progrès sont de plus en plus sensibles tous les mois.

VINGT-QUATRIÈME OBSERVATION.

Mademoiselle J...., sœur de la précédente, est plus forte et mieux constituée qu'elle, a un embonpoint ordinaire; elle est, comme sa sœur, douée d'une intelligence assez développée; elle a eu comme elle, dans son bas âge, des convulsions; sa santé a toujours été assez bonne.

Il y a huit mois environ, la colonne vertébrale commença à se dévier; cette déviation ne fut accompagnée d'aucun accident: elle est arrivée aujourd'hui au point que nous allons décrire.

Les deux, trois, quatre, cinq, six et septième vertèbres dorsales sont déjetées à droite; leurs apophyses épineuses repoussent en dehors un faisceau musculaire; les côtes correspondantes et l'omoplate sont soulevées, et forment une saillie plus forte que du côté opposé. La profondeur du sinus, formée par les vertèbres déviées, est de 15 à 16 lignes.

Mademoiselle J.... a été soumise depuis son arrivée dans notre établissement au traitement par extension oscillatoire; voici ce qui en est résulté.

Elle n'a éprouvé aucune incommodité : elle est très vive et très indocile; on a eu beaucoup de peine à obtenir qu'elle restât couchée et étendue, de sorte que le traitement a été mal suivi : cependant la maladie a fait des progrès notables vers sa guérison. Mademoiselle J.... avait, lors de son entrée dans notre établissement, une taille de 4 pieds 1 pouce.

Aujourd'hui, 1er septembre 1827, sa taille a gagné 7 lignes de hauteur; la saillie des côtes est sensiblement diminuée; les apophyses épineuses les plus éloignées de la ligne médiane ne le sont plus que de 10 lignes.

VINGT-CINQUIÈME OBSERVATION.

Mademoiselle A...., âgée de douze ans, est entrée dans notre établissement le 21 juin 1827.

Cette jeune personne est d'un tempérament lymphatico-sanguin : elle jouit d'une bonne santé.

Elle offre une difformité du côté droit de la poitrine, qui consiste en une saillie des cinq côtes qui suivent la deuxième. Cette difformité n'est nullement liée à une maladie de la colonne vertébrale, car cette colonne est droite. Voici d'ailleurs la forme sous laquelle elle se présente.

Le côté droit du thorax, antérieurement, dépasse le côté gauche d'environ un demi-pouce; cette saillie est marquée surtout près du sternum, endroit où les extrémités costales, et les cartilages costaux semblent poussés en avant. Cette saillie a lieu depuis la troisième côte jusqu'à la septième inclusivement; en dehors, la saillie se perd dans le contour de la poitrine, tandis que près du sternum elle se termine par une pente plus brusque. Il résulte de là que la partie antérieure droite de la poitrine, dans l'espace correspondant au sein est bombée, et que ce côté paraît plus développé que le gauche; rien en arrière n'indique un vice de conformation. Cependant, il y avait lors de l'arrivée de mademoiselle A..., une légère déviation de la colonne vertébrale, à gauche, dans la région lombaire, et une saillie de la hanche, mais ces lésions ont disparu par l'emploi du lit mécanique, sur lequel cette demoiselle a été couchée jusqu'ici.

Une pression exercée, jour et nuit, sur la partie saillante de la poitrine, a déjà (1er novembre 1827) presque complètement effacé la proéminence des côtes.

VINGT-SIXIÈME OBSERVATION.

M....., âgé de dix-sept ans, d'un tempérament sanguin, assez fort et bien constitué, est né de parens sains; il a une sœur qui comme lui est atteinte de déviation du rachis. Jusqu'à l'âge de quinze ans il a toujours joui d'une bonne santé, il n'a eu jamais ni glandes engorgées, ni gourme. Il a été vacciné, et n'a jamais eu aucune maladie éruptive; il a toujours fait usage d'une nourriture saine; il a beaucoup exercé le côté droit du corps, et la position défectueuse que l'on est obligé de prendre pour travailler au dessin, est peut-être chez lui une des causes de la déviation rachidienne. Quoi qu'il en soit, la maladie a commencé il y a environ deux ans; ses progrès lents, la première année, ont été beaucoup plus rapides la deuxième, pendant laquelle M.... s'est livré à l'exercice des armes avec la main droite. Pendant ce temps la santé n'a éprouvé aucun trouble.

M..... est entré dans notre établissement vers la fin de mars 1827 ; voici quel était alors son état :

La taille était de 4 pieds 9 pouces 6 lignes. Il nous parut bien constitué et jouir d'une bonne santé; sa conformation générale n'annonçait pas que le rachitisme chez lui fût une maladie de l'enfance.

La colonne vertébrale offrait une double courbure en *S*; la première correspondait aux dix premières vertèbres dorsales environ. La profondeur de la courbure qui était à gauche était d'environ 18 lignes. La deuxième courbure correspondait aux deux dernières vertèbres dorsales et aux vertèbres lombaires; elle pouvait avoir 6 lignes de profondeur. Il résultait de cette double courbure des difformités accessoires qui affectaient la poitrine et le bassin. Les côtes droites, redressées et soulevées, faisaient saillie en arrière et en dehors, tandis que les côtes gauches étaient affaissées et que ce côté était courbé en avant; le sternum paraissait être disposé un peu en carine; les cartilages costaux gauches le dépassaient un peu; les cartilages du côté droit étaient affaissés. L'omoplate droite était soulevée, de sorte que son angle formait une saillie très forte sous la peau, qu'il soulevait, tandis que l'omoplate du côté opposé était affaissée et perdue pour ainsi dire dans la paroi thorachique. Les deux épaules étaient d'ailleurs à peu près sur la même ligne horizontale, seulement la gauche paraissait être un peu plus élevée.

La hanche gauche était plus élevée que la droite, et le faisceau sacro-spinal, dans la région lombaire gauche, formait une saillie très prononcée.

Toute l'habitude du corps, dans la marche ou la station,

portait l'empreinte des difformités que nous venons d'énumérer.

1er novembre 1827, septième mois depuis le commencement du traitement. Quoique M..... n'ait pas suivi son traitement avec beaucoup d'exactitude, il a cependant grandi de 3 pouces ; la courbure supérieure n'a plus à sa partie moyenne que 9 lignes de profondeur, et l'inférieure que 4 lignes. Tout fait présumer qu'il sera guéri avant un an.

Ce malade nous a été envoyé par M. le docteur Serrurier, qui est chargé par la famille de présider au traitement.

VINGT-SEPTIÈME OBSERVATION.

Mademoiselle....., âgée de quatorze ans et demi, née de parens sains, n'a offert dans le cours de sa vie aucune maladie qui ait rapport à l'état actuel de la courbure vertébrale; jusqu'à l'âge de quatorze ans elle avait toujours joui d'une bonne santé; depuis lors elle a éprouvé un sentiment habituel de lassitude le long du dos, mais plus spécialement vers la région lombaire, et la colonne épinière a subi une double déviation, comme nous le verrons plus bas. Elle est entrée dans notre établissement le 30 août dernier, pour se faire traiter de la maladie dont nous venons de parler. Voici quel était alors son état.

Cette demoiselle est douée d'un tempérament sanguin, assez bien et assez fortement constituée; sa taille est de 4 pieds 11 pouces 10 lignes, très élevée par conséquent. Il est à remarquer que depuis peu de temps la croissance a été très rapide, et que la cause de la déviation pourrait bien en dépendre. En effet, le levier vertébral perdant de sa force à mesure qu'il s'allonge, et étant soumis à un poids considérable, il n'est pas étonnant qu'il se courbe: ce qui n'aurait pas lieu si la croissance ne s'opérait que progressivement, en suivant le développement des os. Quoi qu'il en soit, voici l'état de la colonne vertébrale:

Elle présente une double courbure en forme de *S*. La première correspond aux huit premières vertèbres dorsales, qui sont déjetées à droite. Les quatrième et cinquième formant le centre de cette courbure, sont écartées de 11 lignes de l'axe spinal ou médian; les côtes droites sont soulevées, ainsi que l'épaule, le côté gauche de la poitrine est légèrement courbé, et l'épaule gauche un peu déprimée. La deuxième courbure comprend les quatre dernières vertèbres dorsales et les deux premières lombaires. En sens inverse de la première, elle a 7 lignes de profondeur à sa partie moyenne; le faisceau du sacro-spinal gauche forme un bourrelet sur le côté de l'épine; la colonne vertébrale jouit de toute sa mobilité naturelle; la hanche gauche est plus élevée que la droite, la démarche mal assurée. Cette demoiselle jouit d'une bonne santé. Elle a été immédiatement après son entrée dans notre maison soumise au traitement des déviations, par nos moyens mécaniques, etc. : au bout de deux mois de traitement elle avait grandi de 16 lignes, la déviation supérieure était réduite à 5 lignes de profondeur, les deux premières vertèbres et les septième et huitième dorsales sont ramenées sur la ligne médiane ; l'épaule droite s'est beaucoup affaissée et est à peu près au même niveau que l'épaule gauche ; la courbure inférieure est affaissée, les hanches sont parfaitement égales, la démarche est mieux assurée. Mademoiselle.... a suivi son traitement assez mal, et ce n'est qu'à force de soins et d'instances qu'on est parvenu à la tenir à un degré de tension convenable ; elle n'a d'ailleurs éprouvé aucune incommodité.

28 mars 1827. Elle a la colonne épinière tout-à-fait droite depuis plus d'un mois ; elle ne reste plus dans l'établissement que pour se fortifier par les douches de vapeur aromatique, les douches sulfureuses de Barèges, et les bains salés froids.

Elle a quitté notre établissement dans le courant de mai.

VINGT-HUITIÈME OBSERVATION.

M.... est âgé de quatorze ans, d'une taille ordinaire pour son âge; il est assez grêle de stature; il a les cheveux, les cils et les yeux noirs; il est maigre et a le système musculaire peu développé; il est d'ailleurs, sauf la difformité de la colonne épinière, régulièrement conformé.

Il est né de parens robustes et bien portans; il n'a jamais eu ni gourme ni convulsions, mais il a été sujet à des engorgemens des glandes du col. Il a été vacciné en bas âge.

Depuis deux ans, au retour de chaque printemps, il a été atteint d'une maladie désignée sous le nom de fièvre inflammatoire; et il lui est resté, probablement par suite de cette maladie, une irritation chronique de l'estomac.

Jusqu'au printemps dernier, il n'avait jamais eu la moindre difformité dans la taille; mais à cette époque des oreillons se manifestèrent de chaque côté. Un abcès se forma à gauche, sur le trajet de l'artère carotide au-dessous de l'espace parotidien; il fut ouvert avec l'instrument tranchant. La suppuration, abondante les premiers jours, se tarit promptement, et le foyer purulent se cicatrisa, malgré les moyens que l'on mit en usage pour entretenir l'écoulement du pus. Pour suppléer à cette évacuation, regardée comme salutaire, on appliqua un vésicatoire au bras. C'est à la suite de la cicatrisation de l'abcès que survint la maladie vertébrale qui doit nous occuper.

La tête éprouva une déviation caractérisée par une inclinaison à droite et en devant, avec un mouvement de rotation permanent, au moyen duquel le menton fut porté jusque sous la clavicule gauche.

Le malade fut conduit aux eaux de Néris, où il prit dix douches, et fut mis en même temps à l'usage du sirop dépuratif de Parfait.

Ce traitement, à ce qu'il paraît, a produit une amélioration sensible, la tête s'est un peu rapprochée de sa rectitude naturelle, probablement par suite du relâchement opéré par les douches sur les muscles contractés spontanément.

Quoi qu'il en soit, la tête est restée déviée, ce qui engagea le père de cet enfant à le conduire à Paris, où, après avoir consulté des médecins et des chirurgiens éclairés, entre autres MM. Dupuytren et Nauche, il le conduisit dans notre établissement pour qu'il y fût soumis à un traitement mécanique; il y entra vers la fin du mois de décembre 1826, voici quel était alors son état :

La tête avait subi la déviation indiquée plus haut, mais à un degré moins prononcé, et il y avait impossibilité de la redresser ou de la porter à droite. Toute tentative un peu forte pour obtenir ce résultat donnait lieu à des douleurs vives, et l'on voyait alors le muscle sterno-cleido-mastoïdien gauche soulever la peau.

En examinant le col, il était facile de reconnaître que les vertèbres de cette région avaient subi un changement dans leur direction : la seconde et la troisième étaient déjetées à droite, de manière que de ce côté les apophyses transverses formaient une saillie, et que du côté opposé existait une dépression. Les vertèbres inférieures du col étaient déviées en sens inverse, de sorte que l'inclinaison de la tête à droite paraissait due à la déviation des premières vertèbres, et le mouvement de rotation à la déviation des dernières.

Quelques glandes engorgées, mais peu volumineuses, existaient sur la partie latérale du col, et la cicatrice de l'ouverture de l'abcès se remarquait à l'endroit indiqué.

Les premières vertèbres dorsales étaient aussi un peu inclinées à droite, de sorte que l'épaule de ce côté était un peu plus grosse et plus élevée que l'épaule gauche.

Les indications que cette difformité présentait à remplir étaient le redressement de la colonne cervicale et de la tête, et la liberté des mouvemens de rotation de la tête sur le col. Pour parvenir à ce but, nous fîmes confectionner un fauteuil au moyen duquel le bassin étant fixé sur le siége, par une ceinture, la tête est soulevée au moyen d'un casque et d'une mentonnière, et par le système d'oscillation introduit dans les lits, des mouvemens gradués de rotation sont imprimés à la tête.

On joint à l'emploi de ce traitement mécanique l'usage des douches aromatiques et des frictions fortifiantes; vu l'état de l'estomac, d'après l'avis des médecins consultés, le malade suit un régime adoucissant.

Depuis un mois que le traitement est commencé, il y a une amélioration sensible, et le menton dans le mouvement de rotation de gauche à droite commence à dépasser la ligne médiane. L'on peut pronostiquer que la cure sera complète d'ici à quelques mois.

Depuis que cette note a été rédigée, M..... a été soumis à l'extension sur le lit mécanique; les effets en ont encore été plus marqués que ceux du fauteuil: la tête est presque dans la rectitude naturelle; elle peut être portée dans une demi-rotation à droite (voyez la pl. 11); la saillie des vertèbres cervicales est diminuée sensiblement. M...... est sorti le 24 mars 1827; il doit continuer son traitement chez lui; il est certain que la guérison ne tardera pas à être complète.

VINGT-NEUVIÈME OBSERVATION.

Mademoiselle D. L.... âgée de quatorze ans, d'un tempérament lymphatique, née de parens sains et bien portans, a une sœur qui, comme elle, est affectée de rachitisme; elle a eu plusieurs fortes maladies dans son enfance, et jusqu'à l'âge de huit ans, sa constitution a été tellement délicate, que l'on doutait de pouvoir l'élever. Depuis cet âge, jusqu'à douze ans, elle prit des forces et parut se rétablir; cependant à cette dernière époque on commença à s'apercevoir que l'épaule droite était plus forte que la gauche, et que la station était défectueuse. Ces symptômes ont augmenté en intensité jusqu'au mois d'octobre 1826, époque à laquelle Mademoiselle L...... entra dans notre établissement.

Elle était alors dans l'état suivant: sa taille était de 4 pieds 11 pouces 1 ligne.

La colonne vertébrale offrait une double courbure en *S* italique.

La première de ces courbures correspondait à la région dorsale, et comprenait toutes les vertèbres comprises entre la deuxième et la dixième inclusivement; elle avait à la partie moyenne 18 lignes de profondeur: de cette courbure résultait une saillie des côtes droites et de l'omoplate, une élévation de l'épaule, tandis que les côtes gauches étaient affaissées; l'omoplate disparaissait pour ainsi dire dans un affaissement; le côté gauche, au lieu d'être bombé, était rentré et présentait une incurvation latérale, et l'épaule était abaissée.

La deuxième courbure correspondait aux trois premières vertèbres lombaires, et aux deux dernières dorsales; elle avait 10 lignes de profondeur; elle était en sens inverse de la première, de sorte que le muscle sacro-spinal gauche étant épais et plus saillant que l'autre, la hanche gauche était plus élevée que du côté opposé.

Cette demoiselle jouissait d'une bonne santé, cependant elle était un peu pâle, et les chairs paraissaient molles et flasques; elle fut soumise à un régime analeptique, à l'usage de la tisane de houblon pendant les repas, et au traitement local de la difformité par l'extension oscillatoire.

Cette demoiselle a très bien suivi son traitement, et depuis qu'elle y est soumise elle a beaucoup gagné. L'effort de tension s'est élevé progressivement depuis vingt livres jusqu'à soixante, et même quelquefois jusqu'à soixante-dix.

Mademoiselle L..... n'a éprouvé aucune incommodité; sa taille est aujourd'hui de 5 pieds 1 pouce 3 lignes; elle a par conséquent grandi de plus de deux pouces; la courbure supérieure n'a plus que 3 lignes de profondeur, et l'inférieure 2 lignes. Il nous paraît, d'après le succès déjà obtenu, que la guérison sera complète d'ici à peu de temps.

15 octobre 1827.

TRENTIÈME OBSERVATION.

Mademoiselle L..... D. L., sœur de mademoiselle E....., est âgée de seize ans, d'un tempérament lymphatique, a été réglée à quatorze ans et demi. Dans son enfance, elle a toujours été, comme sa sœur, d'une faible constitution. C'est à l'âge de douze ans que parurent les premiers symptômes de la déviation du rachis; une saillie assez marquée de l'épaule droite, une élévation de la hanche gauche furent remarquées à cette époque; depuis lors cette difformité a été en augmentant.

Mademoiselle L.... est entrée dans notre établissement au mois d'octobre 1826, en même temps que sa sœur; elle était alors dans l'état suivant:

Sa taille était de 5 pieds.

Sa colonne vertébrale offrait une double courbure en *S* italique.

La première de ces courbures correspondait aux vertèbres dorsales comprises entre la troisième et la onzième inclusivement; elle était à gauche et avait vingt lignes de profondeur. La deuxième courbure correspondait à la dernière vertèbre dorsale, et aux quatre premières lombaires; elle avait un pouce de profondeur, et était en sens inverse de la première. De ces deux déviations résultaient une élévation des côtes droites avec saillie de l'omoplate et de l'épaule, un affaissement des côtes gauches avec dépression de l'omoplate et de l'épaule, et incurvation du côté gauche, tandis que le droit était bombé, et une élévation de la hanche gauche avec dépression de la droite; le tout à un degré plus marqué que chez sa sœur.

Mademoiselle L...... fut soumise au même régime et au même traitement que mademoiselle E....., et l'une et l'autre ont montré beaucoup d'assiduité et de persévérance, et ont obtenu du traitement des succès qui ne permettent pas de douter d'une guérison prochaine.

Sa taille actuelle est de 5 pieds 1 pouce 4 lignes.

La profondeur de la courbure supérieure n'est que de 6 lignes, celle de l'inférieure est de 5 lignes, et les difformités accessoires sont diminuées en proportion.

15 octobre 1827.

TRENTE-UNIÈME OBSERVATION.

Aux observations rapportées plus haut, nous en joindrons une que la malveillance s'est plu a dénaturer dans quelques journaux de médecine, et dont elle a cherché à tirer des inductions défavorables à l'orthopédie et à nos moyens de traitement. Nous la rapporterons textuellement telle qu'elle a été remise par M. le docteur Nauche, qui a vu la demoiselle pendant sa maladie, conjointement avec M. le docteur Husson, médecin consultant.

Nous voudrions pouvoir dire quelle a été la cause principale de la maladie, nous ajouterions que la persistance de cette cause s'est opposée au succès des soins que lui ont donnés les deux médecins dont nous venons de citer le nom; c'est avec le plus grand regret que nous gardons le silence, sans toutefois passer condamnation.

Mademoiselle ...., âgée de seize ans, d'une constitution forte, vint à Paris en 1825 pour se faire soigner d'une déviation de la colonne de l'épine.

Cette maladie était très ancienne : dès l'âge de huit ans, on s'était aperçu que la taille de cette personne se contournait; l'épaule gauche paraissait plus volumineuse que la droite. Cet état dura plusieurs années.

A l'âge de onze ans, on eut recours à un chirurgien mécanicien qui fit faire des corsets élastiques; mais il n'en résulta aucun changement relativement à l'épaule.

A douze ans, l'épine du dos parut se dévier d'une manière sensible. On consulta MM. Dubois et Boyer. Le premier prescrivit des bains de mer; le deuxième du sirop anti-scorbutique, une tisane de houblon et de scrofulaire.

La malade suivit ce traitement pendant deux ans; elle fut à Dieppe en août 1821, et y prit pendant vingt jours deux bains de mer par jour.

Il se manifesta peu de temps après une toux sèche, fréquente, revenant par quintes et sans expectoration, disparaissant pendant quelque temps pour reprendre ensuite avec plus d'activité. M. Marjolin ayant été consulté prescrivit le lait d'ânesse.

A l'age de quatorze ans, les règles se manifestèrent; elles ne revinrent plus qu'au bout de six mois; mais elles se régularisèrent ensuite à quinze ans, de manière à être abondantes pendant trois jours. Leur retour était cependant accompagné d'une perte d'appétit, d'accidens nerveux, comme pleurs, morosité, craintes de n'être pas aimée, et de redoublemens dans les accès de toux. Elles étaient aussi précédées et suivies d'une légère leucorrhée.

Il se manifesta aussi à l'âge de quatorze ans des douleurs rhumatismales aux pieds, aux genoux, aux bras, aux mains, qui durèrent neuf mois et qui reparaissaient lorsqu'il pleuvait et dans les changemens de temps.

Cette demoiselle entra le 4 mai dans notre établissement orthopédique pour remédier à ses difformités. Celles-ci consistaient dans une grande déviation de la colonne de l'épine dans la région du dos, qui faisait que la poitrine était très déformée.

La respiration se faisait assez bien, et cette jeune personne paraissait d'ailleurs dans un bel état de santé.

Elle fut mise dès le premier jour sur le lit mécanique, ayant sous elle une couverture de laine pliée en plusieurs doubles, mais n'étant soumise à aucune espèce de tension. C'est ainsi que nous commençons presque tous les traitemens, afin d'accoutumer les jeunes personnes à coucher sur un lit dur. Mademoiselle y passa une partie de la nuit, et lorsqu'elle fut fatiguée, elle se leva et vint se coucher avec sa mère, dont le lit était dans la même chambre; ce qu'elle continua à faire les jours suivans [1]; et elle dormait toujours assez bien.

Le second jour, cette demoiselle dormit deux heures sur le lit mécanique; le troisième jour, elle y dormit comme dans un lit ordinaire. On n'avait exercé sur elle aucune traction.

(1) Nous devons noter cette circonstance, parce qu'elle a pu concourir au retour des douleurs rhumatismales auxquelles cette demoiselle avait été sujette.

Le quatrième jour, 13 mai, il se manifesta de légères douleurs au pied droit ; le lendemain, il survint des douleurs aux cuisses, le long du trajet des nerfs sciatiques. M. Duval fit appliquer trente sangsues et des cataplasmes émolliens sur les parties douloureuses.

Le sixième jour, les douleurs avaient cessé dans les cuisses et dans les jambes ; elles continuaient dans les deux pieds, surtout aux chevilles. On continua sur ces parties l'application des cataplasmes de farine de graine de lin, avec addition de vingt gouttes de laudanum de Sydenham sur chaque cataplasme ; les douleurs devinrent moins fortes.

Le septième jour, la douleur des pieds cessa presque entièrement ; elle devint très forte au genou droit, lequel éprouva beaucoup de gonflement.

On appliqua vingt sangsues sur ce genou ainsi que des cataplasmes émolliens ; la douleur ne resta qu'un jour. Le lendemain, huitième de la maladie, elle se développa sur le coude et sur la main du côté droit ; la respiration devint difficile, la région épigastrique douloureuse ; il se manifesta une douleur vive dans le côté droit de la poitrine ainsi qu'à la tête. On appliqua dix sangsues sur la région épigastrique, dix autres sur le côté droit, et de larges sinapismes aux pieds.

Les douleurs se dissipèrent et se portèrent aux pieds,

principalement à celui du côté droit, ainsi qu'à la main du même côté. Elles y restèrent stationnaires pendant plusieurs jours; il s'en manifesta de nouvelles sur le côté droit. On appliqua quinze sangsues sur ce côté.

Le lendemain, 24 mai, cette jeune personne passa une bonne journée. Elle fut prise vers trois heures de l'après-midi d'un mal de tête violent, de fourmillement dans les membres; vers sept heures, la respiration était gênée, la malade étouffait; elle avait une soif inextinguible. A onze heures du soir les yeux étaient ouverts; à une heure du matin il y eut perte totale de connaissance. Elle fut saignée à cinq heures du matin sans que la connaissance revînt.

M. Nauche vit la malade à six heures et demie du matin; elle était d'une pâleur extrême, sans connaissance, les yeux presque éteints dans leur orbite; le bras droit paraissait plus faible que le gauche, la chaleur y était fortement diminuée.

Quoiqu'il y eût évidemment une congestion vers la tête, il n'y avait pas possibilité de réitérer la saignée, à raison de l'état des forces, qui étaient dans la plus grande prostration. Il fallut songer à les relever.

On appliqua des sinapismes aux pieds, des vésicatoires aux jambes; on fit des frictions sur les membres avec un liniment volatil, on fit inspirer la vapeur du vinaigre, on mit des compresses trempées dans de l'eau froide et un peu de vinaigre sur la tête, et l'on varia les moyens d'excitation extérieure.

Le 25 au soir, la malade était dans le même état; elle commençait à avaler avec moins de difficulté. Ses yeux tournaient continuellement dans leurs orbites; la peau était pâle, molle, presque froide; le pouls à peine perceptible. On continua les mêmes moyens, et l'on appliqua sur les cuisses des ventouses scarifiées.

Le 26 au matin, la connaissance et la chaleur étaient un peu revenues; les yeux s'ouvraient mieux, la malade poussait par intervalles des cris aigus, automatiques; le bras, la jambe et tout le côté droit parurent évidemment paralysés, l'écoulement de l'urine était involontaire.

On appliqua douze sangsues le long des veines jugulaires, de nouvelles ventouses aux cuisses; on donna pour boisson du bouillon de poulet nitré, une infusion d'arnica, avec addition d'un peu d'eau stibiée; on administra des lavemens purgatifs. Quoique ceux-ci continssent deux onces de sel de Sedlitz, ils ne produisirent aucune évacuation.

La nuit du 26 au 27 fut agitée; la malade poussait des cris par intervalles, surtout depuis minuit jusqu'à cinq heures du matin. Elle fut ensuite plus calme; la chaleur parut augmenter.

On plaça un vésicatoire à la nuque, quinze sangsues au cou, de la glace sur la tête, qu'on y maintenait tant que durait l'agitation. On donnait un grain de calomel toutes les quatre heures, dans le but d'agir sur le conduit intestinal. On appliqua des sinapismes aux pieds; on continua les boissons adoucissantes, avec addition d'un peu de tartre stibié.

Le 27, à midi, il y eut une consultation entre MM. Husson, Nauche et Lafond; on continua l'application de la glace sur la tête, qu'on prolongeait pendant une heure et qu'on suspendait pendant le même espace de temps; on continua le calomel, les boissons adoucissantes stibiées, les lavemens purgatifs.

On prescrivit en outre trois bains de vapeur par jour, d'une demi-heure de durée. La malade continua ce traitement pendant plusieurs jours. Ses accidens commencèrent bientôt à s'améliorer : la connaissance lui revint entièrement; mais elle ne pouvait parler; elle se faisait entendre par signes. Elle n'avait plus de fièvre; mais l'hémiplégie était au même point.

Le 15 juillet, elle put prononcer obscurément quelques paroles (le mot de tante). Le 31 juillet, la voix était revenue, la malade fredonnait et chantait avec intelligence, mais ne continuait à prononcer que le mot de tante. Elle ne pouvait ni souffler, ni cracher, ni suivre une lecture. La sensibilité et la chaleur étaient revenues aux tégumens; il y avait des sueurs et des flueurs blanches.

M. Husson fut appelé de nouveau en consultation : on fut d'avis qu'il était nécessaire de relever les forces générales au lieu de les abattre.

On prescrivit des bains de Barèges factices tous les deux jours, l'eau de Seltz coupée avec un peu de vin aux repas, des purgatifs fréquens, des frictions avec un liniment volatil, des potages, et des alimens plus substantiels.

L'état de mademoiselle s'améliora peu à peu, cependant elle a toujours conservé beaucoup de difficultés pour parler, et elle ne peut nullement suivre une conversation.

L'hémiplégie parut d'abord un peu céder, la malade put marcher, mais il lui est resté de la faiblesse dans l'extrémité inférieure, et encore plus dans l'extrémité supérieure.

Les règles ont été long-temps sans reparaître, mais elles ont fini par reprendre leur cours.

La déviation de la colonne du dos, et les vices de conformation de la poitrine sont au même point où ils étaient avant d'avoir commencé le traitement.

La malade a fait usage long-temps d'une boisson diurétique, et d'eau de Balaruc; on lui a fait des frictions avec de la teinture de noix vomique, avec une pommade phosphorée; elle a pris des douches, des bains sulfureux artificiels; elle a été prendre les eaux d'Enghien en 1826, n'ayant pu se rendre à celles de Bourbonne qui lui avaient été indiquées; on lui a donné de l'eau de Seltz aux repas. Tous ces moyens ont été insuffisans pour opérer complétement sa guérison; et ne pouvant l'obtenir, elle a discontinué son traitement.

CHAPITRE II.

De la Cyphose, ou de la courbure du Rachis en arrière.

Quoique cette courbure du rachis (cyphose, gibbosité, bosse) affecte la même partie que le mal précédent, elle en diffère cependant considérablement. La cyphose est la courbure irrégulière du rachis, par laquelle les vertèbres supérieures se rapprochent tellement des inférieures, et par suite de laquelle le rachis se courbe tellement, que la convexité de l'arc est dirigé en arrière, la concavité en avant. La déviation est quelquefois si grande que la partie supérieure du rachis forme un angle droit avec la partie inférieure. Dans une pareille courbure l'inflexion a lieu parfois entre la dernière vertèbre dorsale et la première vertèbre lombaire, et les dernières forment avec les premières un angle droit très régulier. Quelquefois le mal ne se borne pas à l'angle droit, mais la courbure se rapproche même de l'angle aigu, on le représente à un degré assez considérable. Parfois aussi la pointe de l'arc tombe entre la neuvième et la dixième vertèbres dorsales, et décrit un angle aigu bien plutôt qu'un angle droit; cela n'est cependant pas encore la plus forte courbure de cette espèce; elle est quelquefois portée à un degré plus considérable, et l'angle qu'elle décrit est encore plus aigu. Sur une femme, les vertèbres lombaires s'étaient tellement courbées par l'âge, qu'elle était obligée de porter la partie supérieure du corps plus bas que le bassin. Tout son corps, lorsqu'elle marchait, formait dans la région des vertèbres lombaires un angle très aigu, et donnait par là un aspect tout particulier à cette vieille femme.

Cette difformité existe, bien moins que la scoliose, sous la forme d'un arc régulier. Elle se rapproche le plus souvent beaucoup plus de la forme d'un angle que d'un arc de cercle, tandis que l'inverse a lieu dans la scoliose. Le grand nombre des muscles du dos, la réunion des vertèbres dorsales et lombaires entre elles, et la cause déterminante, peuvent bien influer sur cela, et empêcher ou gêner la participation et la courbure de plusieurs vertèbres à la fois. Nous devons dire, au reste, que la courbure dans les vertèbres dorsales inférieures et dans les vertèbres lombaires se rapproche plus tôt et plus facilement de la forme de l'angle, que dans la région supérieure du dos, où les vertèbres sont empêchées de prendre part à cette courbure considérable par les côtes sternales. De même la cyphose devient plus facile et fait des progrès plus rapides dans les vertèbres dorsales inférieures, dont les côtes sont courtes, et dans les vertèbres lombaires que dans les vertèbres dorsales supérieures. Nous n'avons jamais vu la cyphose de la partie supérieure à un si haut degré que dans l'inférieure, et cela ne peut non plus arriver facilement, attendu que les longues côtes du rachis empêchent toujours, comme il a été dit, la déviation des vertèbres, et s'opposent par là à l'augmentation du mal.

Cependant si la cyphose diffère suffisamment de la scoliose par la formation d'un léger angle et par la direction de la convexité en arrière, comme cela a lieu en effet, nous ne savons pas pourquoi la première a été mise dans la classe de la seconde, sous le rapport du traitement. Mais cela pourrait être appuyé de plusieurs motifs; par exemple, de l'identité des causes déterminantes, de l'identité du mal même; car celui-ci est aussi bien une courbure que l'autre, etc., et nous passerons par conséquent sur cet article. Mais nous ne devons pas passer sous silence que la cyphose existe sans aucune distorsion des vertèbres et du tronc, et que sous ce rapport elle diffère de la scoliose. Si la scoliose est toujours accompagnée de plus ou moins d'obliquité et de torsion de tout le tronc, comme nous l'avons fait voir dans le chapitre précédent, cette obliquité et torsion n'existent pas en général dans la cyphose.

Nous ne pouvons pas nous rappeler un seul cas dans lequel la cyphose aurait été accompagnée de torsion du tronc ; mais aussi d'où pourrait-elle provenir ? Ce n'est que lorsque la scoliose, jointe à la gibbosité, affecte communément le rachis, que l'obliquité ou la torsion du tronc s'y joint aussi à un degré plus ou moins élevé.

Néanmoins cette courbure nuit le plus souvent à presque tous les os du tronc, quoiqu'à un degré moins considérable que dans la scoliose. Cependant si la courbure s'étend seulement aux vertèbres lombaires, les os du tronc peuvent rester assez intacts. Mais quant aux déviations des os, voici en résumé ce qui arrive : les vertèbres les plus exposées à l'influence de la maladie sont usées sur leur face antérieure, là où elles forment la courbure, et cette face perd par conséquent une partie considérable de sa hauteur. Nous avons vu sur plus d'une préparation anatomique que des vertèbres dorsales ou lombaires, dont la face antérieure devait avoir un pouce et plus de hauteur, avait à peine un quart de pouce de haut. Mais plus la courbure se rapproche de l'angle droit ou aigu, d'autant plus grande est la déperdition des os qui constituent particulièrement la pointe de l'angle. Souvent l'usure de la vertèbre n'est pas la seule affection qui survient ; il s'établit aussi dans la cyphose facilement des ankiloses de ces os, et cela d'autant mieux que la courbure se rapproche plus d'un angle.

Sur plusieurs préparations anatomiques, nous avons

trouvé l'ankilose de plusieurs vertèbres. Dans quelques autres, toutes les vertèbres, depuis la cinquième dorsale jusqu'à la première lombaire, étaient ankilosées, et à la pointe ou au sommet de l'angle l'ankilose existait non-seulement entre les corps des vertèbres, mais encore entre leurs apophyses épineuses; et avant que cette ankilose considérable se soit opérée, plusieurs corps de vertèbres s'étaient sans doute considérablement amincis; car on ne trouvait presque plus de trace de plusieurs de ces os; et si l'insertion des côtes n'eût indiqué leur existence antérieure, on ne l'aurait pas soupçonnée. Enfin, dans un petit nombre de pièces pathologiques, la dernière vertèbre dorsale et les trois premières vertèbres lombaires étaient tellement ankilosées entre elles, qu'on ne découvrait presque plus de trace de la première et de la seconde vertèbres lombaires, si ce n'est les apophyses postérieures et les apophyses latérales. Aussi ces quatre os n'occupaient pas plus de place que deux vertèbres ordinaires. Les autres vertèbres non comprises dans la courbure avaient, dans ces préparations, une position assez normale, et n'avaient éprouvé de perte ni dans leur hauteur, ni autrement. Nous n'avons pas besoin de rappeler que, dans cette courbure, les vertèbres sont en proportion plus écartées sur leur partie postérieure que cela ne devrait être, que les apophyses épineuses sont plus distantes l'une de l'autre que dans l'état ordinaire : cela résulte tout naturellement de la nature du mal. Mais je rappellerai que là où existe même la courbure la plus forte, les apophyses transverses sont plus éloignées l'une de l'autre, et que les côtes sont par là plus écartées que cela ne devrait. Dans quelques pièces, on trouve la plus grande convexité en arrière, et un plus grand écartement entre les côtés que cela ne devrait être. Sur ces préparations, c'est surtout la huitième, la neuvième et la dixième vertèbres qui sont écartées irrégulièrement ; les supérieures, au contraire, depuis la première jusqu'à la huitième, sont tellement rapprochées, qu'elles se touchent presque toutes.

Indépendamment de cette fausse position, qui provient uniquement du déplacement des apophyses transverses des vertèbres, les côtes éprouvent encore plusieurs autres changemens, qui ne sont souvent pas considérables, lorsque la cyphose a lieu dans les vertèbres dorsales. Lorsqu'elle affecte au contraire seulement les vertèbres lombaires ou cervicales, celles-ci restent ordinairement exemptes de toute difformité. Mais lorsque la maladie réside dans les vertèbres dorsales, et surtout dans les supérieures, les côtes sont allongées beaucoup plus qu'elles ne doivent l'être. Tous les bossus sont plus larges dans les flancs qu'en devant ou en arrière, et c'est pour cela que chez eux les côtes sont bien moins courbées que chez l'homme bien conformé. Cependant, plus les côtes se rapprochent de la courbure du rachis, plus elles sont droites, et il n'en peut sans doute pas être autrement, attendu que le rachis est, dans la région de sa convexité en arrière, le plus éloigné du sternum, qui est le second point d'articulation des côtes. Ce redressement des côtes est opéré sans doute par l'écartement insensible des vertèbres; car plus elles se courbent en arrière, plus elles entraînent les côtes avec elles. Or, comme celles-ci sont unies en devant avec le sternum, elles ne peuvent pas suivre librement la traction, mais elles perdent de leur courbure comme corps élastiques, en ce qu'elles cèdent à cet effort; et plus elles deviennent droites, plus elles perdent de leur largeur. C'est pourquoi l'on trouve rarement dans ces difformités les côtes convenablement larges, mais presque toujours plus ou moins arrondies. Cette courbure irrégulière des côtes est cause que les sujets affectés de cyphose n'offrent point d'inflexion en devant; mais le sternum semble s'avancer un peu plus qu'il ne faudrait, et fait comme si une bosse antérieure se joignait à la postérieure.

Les omoplates sont moins déformées dans la cyphose que dans la scoliose. Tout ce qu'elles éprouvent consiste en un plus ou moins grand changement de place et dans un défaut de développement, lorsque le mal est considérable et qu'il a commencé dans les premières années de la vie. Or, la position des omoplates est changée de différentes manières, suivant que la courbure irrégulière varie. Lorsque les vertèbres dorsales supérieures sont déviées en arrière, la partie supérieure des omoplates est naturellement aussi pressée en arrière; la face inférieure de ces os est au contraire rejetée en arrière et en dehors, lorsque la bosse est formée par les vertèbres dorsales inférieures. Les côtes subissant une traction en ligne droite, comme il a été dit, les omoplates dévient aussi un peu sur les côtés, et s'éloignent par là davantage des vertèbres dorsales; car la face postérieure des côtes ne leur offre pas de base suffisamment large, et c'est pour cela qu'elles sont souvent obligées de se porter plus latéralement, la droite à droite, et la gauche à gauche. Mais lorsque la cyphose est compliquée de scoliose, ce qui n'est pas très rare, les effets de la dernière s'ajoutent à ceux de la première, et les omoplates, ainsi que tous les autres os, éprouvent les déformations qu'elles offrent dans la scoliose, à cela près seulement que l'influence de cette maladie est plus marquée sur un os, tandis que l'effet fâcheux de l'autre affection est plus prononcé sur un autre. Le développement des omoplates est empêché, en ce sens que ces os ne peuvent être mus convenablement, et que plusieurs des muscles qui y prennent leur attache sont relâchés ou raccourcis contre nature; d'où il doit résulter non-seulement une irrégularité dans leurs fonctions, mais aussi dans leur influence sur les os, et principalement sur la formation de ceux-ci.

Le bassin est aussi plus ou moins exposé à l'influence de la cyphose; plus, lorsque celle-ci a son siége dans la moitié inférieure de la colonne vertébrale; moins, lorsqu'elle en affecte la partie supérieure. Mais de même que la scoliose se répète très distinctement dans la difformité du bassin, qu'elle occasionne, de même la cyphose se représente presque entièrement dans le bassin. Dans la scoliose, la direction de la maladie est principalement latérale, et c'est pourquoi la déformation du bassin, qui en résulte, se forme aussi plus d'un côté à l'autre que d'avant en arrière. La cyphose, au contraire, déforme le corps plus d'avant en arrière que sur les parties latérales; et la même direction se remarque dans la déformation du bassin. On ne lui voit donc pas l'obliquité qui lui est propre dans la scoliose. La cyphose change ordinairement plus ou moins l'inclinaison du bassin vers l'horizon, suivant que la courbure est plus grande ou plus petite et est plus ou moins éloignée du bassin. Le sacrum est cependant celui de tous les os du bassin qui éprouve le plus l'influence de la maladie en question. Celui-ci est ordinairement retiré plus qu'il ne faut par sa moitié supérieure, et c'est pour cela que le bassin de ces personnes est plutôt plus large qu'étroit dans son diamètre antéro-postérieur, et en général moins incliné vers l'horizon que dans l'état normal. Le promontoire est souvent entièrement disparu dans un haut degré de la cyphose. Mais cette disparition du promontoire ne contribue pas peu à augmenter le diamètre antéro-postérieur; et c'est de là qu'il peut venir sans doute que les femmes affectées de cette maladie accouchent souvent encore très heureusement, quelquefois même trop vite, quoique tout indique chez elles un bassin étroit.

Il faut par conséquent se garder de toujours pronostiquer l'étroitesse du bassin, chez les bossus; car s'il est le plus souvent déformé plus ou moins dans la gibbosité, il devient rarement plus étroit qu'il ne devrait l'être; quelquefois même, comme il a déjà été dit, le diamètre principal, l'antéro-postérieur, est irrégulièrement augmenté. Tout cela n'a pas lieu dans la scoliose; car celle-ci déforme le bassin, non-seulement à un degré beaucoup plus considérable, mais le rétrécit plus souvent et plus fortement que la cyphose.

Les tégumens et les muscles sont dans le point correspondant à la gibbosité, ainsi qu'il est facile de se le figurer, non-seulement distendus à un haut degré, mais encore parfois aussi tellement amincis et atrophiés, qu'on a de la peine à les reconnaître pour ce qu'ils sont en effet.

Comme la cyphose détruit la mobilité de la colonne vertébrale, du moins là où la maladie a son siége, les muscles restent inactifs pour toujours, et doivent par là tomber peu à peu en quelque sorte dans un état d'atrophie, et par conséquent perdre leur aptitude à se contracter régulièrement. On trouve par conséquent aussi que les sujets affectés de ce vice sont très maigres, non-seulement dans la région de la gibbosité, mais aussi sur tout le tronc, et qu'ils offrent peu de chair musculaire; car l'immobilité du rachis entraîne l'inactivité, non-seulement des muscles qui recouvrent la gibbosité, mais encore de beaucoup d'autres muscles du tronc.

Comme la face externe et antérieure du rachis possède peu de muscles, il existe aussi moins de muscles raccourcis que de muscles allongés. Ce n'est que lorsque la gibbosité s'est emparée des vertèbres lombaires que des muscles sont raccourcis, parce que plusieurs muscles considérables descendent sur cette face, soit aussi parce que les muscles abdominaux participent ici souvent plus ou moins à la maladie, quoiqu'ils soient souvent poussés en devant par les viscères comprimés, et qu'ils soient ainsi distendus. Nous croyons inutile de passer en revue ici les muscles raccourcis ou allongés, dans tous les cas de cette maladie.

Pour ce qui concerne les viscères de la cavité thoracique et abdominale, ils sont également exposés, à un haut degré, à l'influence de l'affection qui nous occupe. Le tronc non-seulement devient plus étroit, comme il a déjà été dit, mais il devient aussi considérablement plus court; et cela ne peut être indifférent pour les viscères qu'il renferme, car ils sont comprimés par là, non-seulement dans la direction d'un côté à l'autre, mais aussi de haut en bas. De là vient que les poumons de ces malades sont souvent logés très à l'étroit et ne peuvent pas faire d'inspirations assez profondes, parce que les viscères abdominaux se trouvent souvent en grande partie dans le bassin. Cette dernière disposition a lieu d'autant plus que les côtes et le sternum sont plus rapprochés du bassin, ou même y descendent plus ou moins. Il est tout naturel de penser que cette position anormale doit aussi rendre la fonction de ces parties plus ou moins irrégulière, et il est toujours très étonnant que ces malades puissent encore vivre aussi bien qu'ils le font. Chez une malade, la neuvième et la dixième côtes, de chaque côté, touchaient, de leurs extrémités antérieures, les bords supérieurs des os des îles; et, nonobstant cela, elle accoucha, à peu près dix semaines avant sa mort, d'un enfant robuste, et cela si facilement et si promptement, que l'accoucheur n'eut pas besoin d'aller aider l'accouchement. Cette personne tomba malade peu de temps après, par suite d'un mauvais régime; elle resta languissante et mourut dix semaines environ après ses couches.

Le cours de l'aorte et celui de la veine cave doivent devenir très irréguliers par une semblable courbure du rachis. Quelle gêne n'en doit-il pas résulter pour la circulation, lorsque ces deux vaisseaux sont obligés de décrire des courbes comme celles que M. Wrolick a représentées dans son ouvrage.

Il a déjà été dit plus haut que dans les inflexions anguleuses du rachis le cordon médullaire est plutôt comprimé que dans les courbures flexueuses, et comme la cyphose se montre bien plus souvent sous une forme anguleuse que la scoliose, il faut qu'elle détermine aussi plus facilement la paralysie des membres inférieurs, de la vessie, du rectum, etc., que la scoliose.

La cause prochaine de cette affection peut résider la plupart du temps dans les os et plus rarement dans les muscles, et être due au rachitisme, au mauvais air, à une alimentation vicieuse, etc. Comme les muscles forts et nombreux du dos ont en proportion des antagonistes faibles et peu nombreux, ils ne peuvent pas facilement en être vaincus: c'est pourquoi la formation de la gibbosité, par suite de cela, n'est guère possible ou concevable. Il faut admettre plutôt que les muscles du dos deviennent trop faibles pour tenir le tronc redressé, et qu'ils deviennent de cette manière la cause prochaine de la courbure. Or, cette faiblesse des muscles du dos peut être amenée soit par la maladie, soit par une débilité générale, comme cela existe chez les enfans et les personnes avancées en âge, ou bien elle peut être causée par un mauvais maintien du corps, par la station assise de travers et long-temps prolongée, etc. Cependant cette courbure, en en exceptant la cyphose provenant de la faiblesse par un âge avancé, résulte le plus souvent de la suite de commotions, de contusions des muscles du dos ou des vertèbres, et de l'affaiblissement ou de l'inflammation et de la suppuration produites par ces affections, ou aussi à la suite de métastase d'un stimulus morbifique sur ces parties. La circonstance qu'elle se montre si souvent sous la forme anguleuse, ne contribue pas peu à confirmer mon opinion : car cela indique toujours que la maladie ne s'est fixée que sur une petite place. Cela n'a pas lieu dans une simple faiblesse musculaire ou dans un ramollissement général des os : car alors tout le rachis est ordinairement affecté également. Lorsqu'une cause mécanique externe, comme des chocs, des piqûres, des contusions, etc., ou une cause dynamique externe, un stimulus morbifique, affectent une petite place du rachis et la rend malade, on conçoit mieux une pareille inflexion anguleuse qu'une courbure flexueuse, telle qu'on la voit communément dans la scoliose. Ceux qui feront attention à cette circonstance trouveront que les vertèbres sont plus souvent cariées en tout ou en partie dans la cyphose que dans toute autre courbure du rachis.

Mais s'il en est réellement ainsi, si la cyphose doit réellement son origine aux causes citées, il faut qu'elle ait lieu aussi chez des enfans et des adultes, chez de jeunes et de vieux sujets. Or, il est reconnu que les choses sont ainsi. Pour confirmer ce que je dis, je vais citer quelques exemples; je pourrais en ajouter un grand nombre d'autres de ma propre expérience, si je le jugeais à propos. Un petit garçon de quatre ans fut affecté d'une courbure en devant du rachis, laquelle occupa peu à peu plusieurs vertèbres dorsales, après qu'il eut fait une chute du haut d'un escalier, et se fut fait en tombant une forte contusion au scapulum droit. Une jeune fille, saine et bien conformée, de quatorze ans, eut une courbure des vertèbres dorsales, parce qu'elle était tombée en arrière sur quelques pierres pointues. Un nain du même âge essuya des chocs de la part d'autres enfans, et trois mois après il lui survint une gibbosité lombaire. Un jeune maçon fit de grands efforts pour soulever une pierre; il entendit un craquement dans son échine, et à l'instant il fut pris de douleurs dans les vertèbres lombaires, auxquelles succéda bientôt une courbure des os. La même chose arriva à une servante de vingt-huit ans qui avait également fait de grands efforts pour soulever un lourd fardeau. A peine s'était-il écoulé quatre semaines, que ses vertèbres dorsales commencèrent à se courber. Un marin, sain jusqu'alors, eut, à l'âge moyen de sa vie, une gibbosité lombaire qui l'empêchait de marcher et de se tenir sans béquilles; et cela à la suite d'un coup reçu avec un câble. Au reste, on sait généralement que des personnes avancées en âge sont sujettes à la cyphose. Plus leur force musculaire diminue, plus le haut du corps se penche en devant, et plus augmente la courbure du rachis.

L'influence de ce vice sur toute l'organisation ne peut être médiocre, puisqu'il détermine des déviations si considérables, soit dans la position, soit dans la forme de plusieurs organes; mais elle est toujours d'autant plus considérable, que la courbure se rapproche davantage de l'angle aigu. On remarque en général dans la cyphose les mêmes suites fâcheuses que j'ai indiquées comme succédant à la scoliose; et ces deux maladies ne diffèrent que peu ou point sous ce rapport. On observe par conséquent aussi chez les sujets affectés de cette maladie une grande faiblesse de tout le corps. La gêne de la nutrition peut aussi contribuer beaucoup à cette faiblesse : au reste, cette débilité provient certainement en grande partie de la difficulté de la respiration et des efforts continuels qui sont nécessaires pour porter et maintenir le corps debout. On sait que ce phénomène concomitant des courbures du rachis devient souvent plus considérable dans la cyphose que dans la scoliose. Les bossus se fatiguent ordinairement beaucoup plus promptement et plus facilement que les sujets affectés de scoliose. La théorie démontre cela aussi bien que l'expérience. Dans la première affection, les muscles du dos sont tous distendus et plus ou moins vaincus : nonobstant cela, le haut du corps, penché en devant, doit être tenu, par leur effort, pour qu'il ne se courbe pas davantage ; hormis les muscles du dos, il n'y a point d'autres ressources pour le bossu de tenir le corps dans sa rectitude ; les sujets affectés de scoliose, au contraire, peuvent se soulager beaucoup en cherchant à tirer dans la ligne du point de gravité la partie du tronc située au-dessus ou au-dessous de la courbure. Cela se voit non-seulement sur tous ces malades, mais c'est confirmé aussi par la circonstance qu'on rencontre toujours dans la scoliose plusieurs courbures opposées l'une à l'autre. C'est par défaut de développement et par manque d'harmonie entre les parties individuelles que ces courbes sont produites. Ce qui a été dit plus haut s'applique ici, quoique cette difformité ne soit pas la même. L'asthme est ordinairement beaucoup plus violent dans la cyphose que dans la scoliose, attendu que dans la première le diaphragme ne peut ordinairement pas descendre aussi bas, et ne concourt pas, à cause de cela, à dilater la cavité thoracique autant que cela devrait être. Il y a aussi une diminution de l'irritabilité du système nerveux; des varices, et une paralysie des membres pelviens, du rectum, de la vessie et de plusieurs autres parties, accidens que les courbures du rachis, sans carie des vertèbres, ne peuvent que fort rarement produire. Cependant, par égard pour mes prédécesseurs, dont l'un a rapporté des preuves fondées sur l'expérience, je dis que la paralysie des membres est possible dans les gibbosités, sans carie. Je comprends surtout dans ces cas d'exception la courbure anguleuse du rachis; et comme la cyphose est portée, plus que toute autre distorsion du rachis, à la courbure anguleuse, elle doit aussi offrir plus facilement la paralysie des membres que la scoliose et la lordose. Je suis au reste intimement persuadé qu'il est besoin d'une inflexion anguleuse très forte et très promptement survenue, pour que la paralysie ait lieu.

L'influence de cette affection sur l'économie animale est cependant tout autre lorsqu'elle est accompagnée de carie dans les vertèbres. Si cette dernière circonstance existe, la marche de la maladie est accompagnée de douleurs, de fièvre, et en général de tous les phénomènes qui succèdent ordinairement à la suppuration des os importans. A l'extérieur, dans les places qui correspondent aux parties intérieures affectées, il survient quelquefois des ulcères et des abcès qui sont considérables. Comme, dans ce cas, le cordon rachidien peut être comprimé facilement, soit par le pus et la sanie accumulés, soit aussi par l'inflexion anguleuse, la carie des vertèbres est bien plus tôt suivie de la paralysie de plusieurs parties, que lorsque les os ne sont pas enflammés et affectés de carie. Mais ce qui est très remarquable dans ce cas, c'est que si des corps de vertèbres entiers sont détruits, le malade ne peut plus marcher droit, il est obligé de garder le lit, et la mort s'ensuit toujours. Tant que l'affection des os consiste encore en une simple inflammation, le malade peut redresser le haut du corps, quoiqu'avec douleur; mais lorsque des portions de la colonne osseuse ont été détruites, alors ce n'est plus possible; il survient communément une fièvre lente, et la scène touche à sa fin. L'ulcère joue en cela un grand rôle. Il importe beaucoup de connaître si le pus ou la sanie reste renfermé dans son foyer, ou si ces liquides se font jour et se fraient un chemin à travers les parties voisines, et quels sont les tissus qui sont affectés, etc.

Le diagnostic de la cyphose est si facile, qu'il suffit d'ouvrir les yeux pour reconnaître la maladie et la distinguer d'autres affections.

TRENTE-DEUXIÈME OBSERVATION.

Mademoiselle E....... âgée de six ans, née d'une mère lymphatique, et elle-même d'un tempérament lymphatique, eut à l'âge de six mois une coqueluche qui dura six à huit mois; guérie de cette maladie, c'est-à-dire vers l'âge de seize à dix-sept mois, l'on commença à apercevoir entre les épaules une petite tumeur dure formée par la saillie d'une apophyse épineuse. Jusqu'à l'âge de cinq ans les progrès de cette gibbosité se firent lentement; cependant elle avait acquis un volume assez considérable; mais depuis lors elle fit des progrès beaucoup plus rapides, la respiration devint très gênée, toute espèce de mouvement, surtout ceux pour monter un escalier, déterminaient l'anhélation.

Au mois d'août, lorsque cette demoiselle entra dans notre établissement, elle était dans l'état suivant:

Uue gibbosité énorme occupait toute la région dorsale (pl. 33, fig. 1, 2); mais cette gibbosité était arrondie et non anguleuse, comme lorsque cela tient à la carie de quelques vertèbres; elle était étendue depuis la dernière vertèbre cervicale jusqu'aux dernières dorsales; elle avait deux pouces d'élévation, son sommet était arrondi, et la base avait environ cinq pouces de largeur dans tous les diamètres; le sternum était poussé en avant et cariné, d'où résultait nécessairement un aplatissement des côtes.

La hauteur de la colonne vertébrale était d'un pied 5 lignes, et la hauteur du corps de 2 pieds 3 lignes; les extrémités inférieures étaient assez bien nourries, et l'enfant jouissait d'une bonne santé.

Elle fut soumise au traitement par l'extension : au bout de deux mois la taille de cette demoiselle était de 3 pieds 1 pouce 3 lignes; la gibbosité s'est considérablement affaissée, et n'a plus qu'un peu de hauteur, le sommet s'est élargi (pl. 3 et 4, fig. 33), la poitrine a acquis plus d'ampleur; la jeune personne jouit d'une excellente santé.

Aujourd'hui, 1er octobre 1827, la gibbosité n'est presque plus apparente, et tout fait espérer qu'elle sera incessamment guérie.

TRENTE-TROISIÈME OBSERVATION.

M. D...., âgé de douze ans, ayant toujours été d'une santé faible dans son enfance, a été vacciné, et n'a jamais eu ni glandes engorgées, ni gourme. Cet enfant a une intelligence précoce, et possède des connaissances prématurées qui pourraient faire présumer peut-être qu'il a été sous l'influence d'une habitude vicieuse, sans toutefois que nous ayons la certitude du fait.

Quoi qu'il en soit, la colonne vertébrale a commencé à se dévier il y a environ quatre ans. Cette déviation a été progressive, et est arrivée aujourd'hui à un degré tel, que l'on en compte peu d'aussi prononcée. Son développement a été accompagné de dyspnée, de fièvre, et autres accidens que le commémoratif ne caractérise qu'imparfaitement.

M. D..... est entré dans notre établissement dans le courant du mois de mai 1827. Voici quel était son état :

Sa taille était de 3 pieds 4 pouces 5 lignes; son tempérament nous parut être lymphatique; le développement du crâne prédominait sur celui des autres parties du corps; les membres étaient bien droits, et le système musculaire de ces parties était plus développé qu'il ne l'est communément chez les rachitiques; le bassin était bien conformé; mais une déviation considérable de la colonne dorsale avait tellement changé la forme de la poitrine, que cette cavité devenait méconnaissable. Nous allons essayer d'en donner une description exacte.

Les trois ou quatre dernières vertèbres du cou, toutes les vertèbres dorsales, depuis la première jusqu'à la neuvième ou dixième, étaient déviées en arrière, et formaient une gibbosité énorme, mais arrondie et non anguleuse, comme dans le cas de carie.

Cette gibbosité était saillante de 2 pouces et demi; la forme était assez semblable à celle d'un segment de sphère, et la base formée par les extrémités postérieures des côtes avait transversalement et obliquement 4 pouces de diamètre, tandis que de haut en bas elle n'avait que 3 pouces; sur les côtés, elle se confondait avec les omoplates; en bas, elle se continuait par une pente douce avec la fin de la région dorsale et la région lombaire non déviée, tandis qu'en haut elle présentait une surface presque horizontale, un peu arrondie postérieurement et de haut en bas, relevée à son milieu et déprimée antérieurement, de manière à représenter assez bien la bosse du personnage comique connu sous le nom de *Polichinelle*. Cette comparaison très exacte peut donner une idée juste de la gibbosité. Un peu au-dessous du milieu de cette gibbosité, et à 8 lignes de distance de la colonne, existaient de chaque côté deux cicatrices résultant de cautères anciens; deux autres existaient environ trois pouces plus bas.

Antérieurement, la hauteur de la poitrine n'était que de 3 pouces 8 à 10 lignes; le sternum et les extrémités antérieures des côtes formaient en sens inverse ce que les vertèbres et les extrémités postérieures de ces mêmes côtes faisaient en arrière, c'est-à-dire que le sternum, courbé sur la face postérieure, était arrondi de haut en bas antérieurement, de manière à rendre complète la comparaison dont nous nous sommes servi plus haut pour rendre la chose plus sensible.

En examinant la poitrine avec soin, on remarque que ses parois antérieure et postérieure ne se correspondent plus, que celle-ci est relevée, que celle-là est baissée, de sorte que son bord supérieur correspond au bas de la gibbosité postérieure; que les côtes sont plus inclinées; que l'ouverture supérieure de la poitrine, d'inclinée qu'elle est seulement dans l'état naturel, est devenue presque verticale: d'où il est résulté que le cou paraît s'implanter, à angle presque droit, au dos; qu'il est, ainsi que la tête, porté en avant, ce qui rend la marche assez fatigante, et nécessite quelquefois l'usage du point d'appui des mains sur les genoux; toutefois l'action des muscles extenseurs de la tête suffit pour maintenir cet organe dans une rectitude suffisante, en fléchissant en arrière la partie supérieure de la colonne verticale. Malgré cette difformité, cet enfant jouit de beaucoup d'adresse et d'agilité, seulement les fonctions de la respiration et de la circulation souffrent par l'exercice; l'anhélation et les palpitations surviennent aussitôt; les fonctions digestives sont faibles; une nourriture peu abondante est nécessaire pour éviter les suffocations.

M. D..... a commencé son traitement; peu à peu on l'a accoutumé à coucher sur des lits appropriés à son état; on l'accoutume maintenant à supporter l'extension oscillatoire. Il n'a pas fait de grands progrès vers la guérison, mais ses digestions sont meilleures et la circulation plus libre. Nous n'espérons pas le guérir complètement (1er octobre 1827).

CHAPITRE III.

De la courbure du Rachis en devant, ou de la Lordose.

L'ESPÈCE de courbure de la colonne rachidienne où la convexité de l'arc est tournée en devant, et qu'Hippocrate a nommée *lordosis*, nom qui lui est resté jusqu'à présent, est beaucoup plus rare que les deux affections précédentes. Je ne l'ai rencontrée qu'un petit nombre de fois dans les vertèbres lombaires, et cela toujours à un léger degré seulement. Mais dans tous ces cas elle n'a pu être considérée comme maladie; car les vertèbres lombaires étaient seulement un peu plus courbées en devant qu'elles ne le sont habituellement, et le bassin en avait pris une très petite inclinaison vers l'horizon; il était par conséquent très élevé avec l'os des îles, et très bas avec les os du pubis.

On ne conçoit pas facilement comment la lordose pourrait se former dans les vertèbres dorsales, attendu que dans l'état normal elles sont toujours un peu courbées en arrière, tandis que les vertèbres lombaires seules éprouvent une légère inflexion en devant. *Duverney* dit néanmoins : « J'ai vu une portion de rachis affecté de ce genre de courbure, laquelle comprenait les vertèbres du dos, des lombes et du sacrum. Les cartilages de toutes ces vertèbres étaient ossifiés : c'est pourquoi les dernières ne formaient qu'un corps continu, unique, qui était courbé en devant et entièrement inflexible. » *Van Gescher* a observé deux fois cette courbure, mais seulement dans les vertèbres lombaires ; et lors même que nous admettons l'opinion de Duverney, nous croyons néanmoins pouvoir soutenir avec raison que la lordose est en elle-même une maladie fort rare, et qu'elle se rencontre encore plus rarement sur les vertèbres dorsales. Mais, dans quelque cas qu'elle s'empare de ces vertèbres, je crois que cela n'a toujours lieu que lorsqu'elle a affecté les vertèbres lombaires, et qu'elle passe insensiblement de celles-ci aux vertèbres dorsales. Il m'est absolument impossible de concevoir qu'elle puisse se développer primitivement dans les vertèbres dorsales ; car il y a encore plus que la courbure normale mentionnée qui s'oppose au développement dans ces os. La force de gravité du haut du corps presse sur le dos aussi bien en arrière, que la situation et la direction des apophyses épineuses le maintient dans cette courbure ; car les dernières sont tellement rapprochées l'une de l'autre, comme on sait, qu'elles se touchent la plupart, et ne laissent que peu ou point d'espace entre elles.

Nous n'avons que peu de chose à dire de ce vice, car les premiers symptômes de la maladie suffisent déjà pour la trahir dès sa naissance. L'affaissement de la tête est toujours le premier indice, qui est suivi de la manifestation de la convexité. Lorsque le mal est très lent à survenir, on ne s'en aperçoit que lorsque les malades sont très fatigués et épuisés, lorsqu'ils ont bien travaillé pendant le jour, qu'ils ont fait de longues courses, etc. Souvent la bosse non-seulement se montre pendant l'état de fatigue, lorsqu'on n'en aperçoit rien ou peu de chose hors de cet état, mais il survient en même temps dans le dos, et surtout dans la place affectée, la même douleur qui a coutume de s'emparer des membres, des pieds et des bras fatigués. Lorsqu'alors la bosse proémine peu à peu davantage, elle devient non-seulement apparente d'elle-même, mais peu à peu le mal influe tellement sur l'organisation générale, que ses symptômes concomitans, mentionnés ci-dessus, comme l'asthme, la débilité générale, etc., surviennent bientôt.

On cherche ici, de la même manière que dans la scoliose, si ce sont les muscles ou les os qui ont donné lieu primitivement à la courbure. Cependant, comme on ne doit accuser que la faiblesse et une trop grande flexibilité des muscles du dos, et que la cause ne peut résider dans une contraction trop forte de leurs antagonistes, les recherches doivent aussi se borner à ces muscles. Ainsi, lorsqu'on trouve ces faisceaux charnus très lâches et très flexibles, et qu'on ne peut rien découvrir d'irrégulier dans les os, l'on est autorisé à regarder les muscles comme la première cause de l'affection.

Lorsque les muscles sont au contraire fortement tendus dans la région de la gibbosité, et que l'état des os éveille des soupçons, ceux-ci doivent être considérés ordinairement comme cause primitive de l'affection.

Les mêmes signes qui dans la scoliose indiquent que l'inflammation et la suppuration des os et des tégumens est jointe à la courbure, existent aussi dans la cyphose. Je renvoie par conséquent à ce que j'en ai dit plus haut.

Je ne puis dire s'il existe aussi, dans cette difformité, en même temps une distorsion de la colonne vertébrale, comme cela a eu lieu dans la scoliose, attendu que je n'ai pas de préparations osseuses de ce genre de courbure. Dans le petit nombre de cas que j'ai observés, on ne remarquait pas la moindre distorsion ou le moindre déplacement; et cela me fait croire que la lordose se comporte à cet égard comme la cyphose, et qu'elle n'est pas accompagnée de torsion. Il est au reste facile de se faire une idée de la situation des os dans cette maladie. Qu'on se figure l'inverse de la cyphose, et l'on aura une idée de ce mal. Mais je crois que la lordose n'atteint jamais le degré auquel arrive souvent la cyphose, et qu'elle ne se manifeste jamais, comme celle-ci, sous la forme d'une courbure anguleuse, mais toujours sous la forme d'un arc.

Je serais tenté de placer la cause prochaine de ce mal dans les muscles et jamais dans les os : car je puis bien concevoir que, dans le ramollissement des os, le rachis se courbe en arrière ou sur les côtés ; mais il m'est difficile de croire qu'il se courbe en même temps en devant. Si nous admettons au contraire que les muscles dorsaux et lombaires en sont la cause, il devient plus facile de concevoir la formation de cette maladie. Les muscles de la face postérieure de l'échine sont très nombreux ; et il est facile de comprendre que ceux-ci acquérant trop de force et tirant le rachis en arrière, il devienne convexe en devant. Comme plusieurs des muscles sont très forts, il ne faut qu'une petite augmentation de leur force, et la lordose est produite. Ainsi, tout ce qui peut exalter leur activité, par exemple, des stimulus physiologiques et pathologiques ; et ce qui les habitue à une trop grande contraction, par exemple, un mauvais maintien du tronc, et notamment l'habitude de porter le corps en avant, peut aussi déterminer cette maladie. Mais comme ce mauvais maintien du corps est plus propre au sexe masculin qu'au féminin, la lordose affecte aussi plus fréquemment les hommes que les femmes.

L'influence de la lordose sur la structure et l'économie du corps humain ne serait pas sans conséquence si elle existait à un haut degré, car elle changerait non-seulement sa forme, mais troublerait aussi considérablement plusieurs fonctions intérieures. Comme cette affection atteint rarement un haut degré, son influence est en général peu prononcée. Ordinairement aussi elle ne s'étend qu'à la partie inférieure du tronc, et non en même temps à sa moitié supérieure. L'abdomen en est fortement courbé en devant, tandis qu'au contraire la partie inférieure du bassin est fortement tirée en arrière. Le bassin perd ainsi de son inclinaison vers l'horizon. J'ai trouvé que chez ces malades le détroit supérieur formait avec l'horizon un angle droit, et était par conséquent dirigé presque perpendiculairement : c'est pourquoi la lordose est plus nuisible à la femme qu'à l'homme, en ce sens, qu'elle peut considérablement gêner l'acte de la parturition. Le sacrum, au reste, est facilement déplacé vers l'espace intérieur du bassin plus qu'il ne faut, d'où résulte un rétrécissement du bassin. Le détroit inférieur est au contraire plutôt trop large que trop étroit, en ce que la partie inférieure du sacrum dérive en arrière, et par conséquent en dehors, dans la même proportion que la partie supérieure se porte trop en dedans.

On comprend que dans un léger degré de lordose les viscères abdominaux sont moins affectés que dans les maladies précédentes du rachis. Ils sont à la vérité poussés en devant par les vertèbres lombaires déviées en dedans et en devant, mais ils n'en sont comprimés que peu ou point, parce que les tégumens antérieurs de l'abdomen cèdent et se portent aussi en avant. Ils subissent la plus grande modification, leur position étant considérablement changée; d'où il résulte très souvent que le ventre devient pendant et très incommode.

Mais si la lordose s'emparait en effet des vertèbres dorsales, et atteignait un plus haut degré que cela n'a lieu communément, il en résulterait une déformation, non-seulement des vertèbres dorsales, mais encore des côtes, des omoplates et du bassin; les viscères de la cavité thoracique et abdominale seraient en même temps plus affectés qu'il n'arrive ordinairement.

Le diagnostic de cette courbure est aussi facile que celui de toutes les autres courbures du rachis. Elle se reconnaît déjà distinctement dès sa naissance. Les malades tiennent le haut du corps en arrière, lorsque les vertèbres lombaires se courbent en devant; ils portent le bas-ventre au contraire saillant en devant, tandis que la région inférieure du bassin, les fesses, ainsi que le haut du corps, se portent considérablement en arrière.

Cette attitude du corps est si remarquable, qu'on ne peut la méconnaître. Si les vertèbres dorsales sont affectées en même temps, une partie du dos se montre tournée en devant, tandis que la partie supérieure et inférieure du tronc font également saillie en arrière.

CHAPITRE IV.

De la saillie d'une ou de plusieurs côtes.

J'ENTENDS par la saillie d'une ou de plusieurs côtes, la difformité du thorax qui est formée par la sortie irrégulière d'une ou de plusieurs côtes de leur rang, sans que le rachis y ait la moindre part; en un mot, j'entends par là une proéminence des côtes sans courbure du rachis. Il paraît qu'on a jusqu'ici peu connu cette difformité, qui n'est cependant rien moins que rare, car je ne la trouve indiquée nulle part, si ce n'est dans l'ouvrage de *Joerk;* mais comme les trois courbures mentionnées précédemment, la scoliose, la cyphose et la lordose, affectent principalement le rachis, il faut que cette distorsion des côtes, qui doit dépendre souvent de l'état du rachis, soit considérée comme une maladie particulière.

La saillie ou la proéminence des côtes ne se montre que dans la région antérieure du thorax, et non loin du sternum; elle a par conséquent le plus souvent son siége dans les cartilages costaux. Mais souvent le sternum prend aussi part à la difformité, et il la rend beaucoup plus considérable par sa participation. Il résulte de là que cet os et tous les cartilages costaux qui s'y insèrent font une plus grande saillie qu'il ne faut, et forment par là une *poitrine élevée.* Quelquefois la saillie n'existe qu'à la partie supérieure ou inférieure du thorax; quelquefois cependant la bosse ne s'étend qu'à sa partie moyenne, et dans ce cas l'os lui-même est fortement courbé. Lorsque la courbure irrégulière des côtes ne s'étend pas jusqu'au sternum, elle en est néanmoins très rapprochée et située entièrement sur son côté. Tantôt une seule côte ou deux de ces os seulement prennent part à la maladie, tantôt il y en a un plus grand nombre. Les fausses côtes peuvent aussi faire une saillie irrégulière par leur extrémité antérieure et former une tubérosité.

Tandis que les côtes font, à la face antérieure du tronc, avec ou sans le sternum, une saillie irrégulière, elles sont dans le reste de leur étendue trop peu courbées, et se rapprochent quelquefois beaucoup plus de la ligne droite que de la courbe. Quelquefois elles sont aussi considérablement infléchies sur un point, tandis que dans un autre endroit elles s'élèvent en bosse. La dernière disposition a aussi lieu relativement au sternum; car celui-ci fait souvent un relief irrégulier à sa partie supérieure, tandis qu'à la partie inférieure il est déprimé, et réciproquement.

Les causes capables de produire cette difformité des côtes et du sternum sont, ou mécaniques, ou dynamiques. Les causes mécaniques sont les suivantes : toutes les pressions, les chocs, les coups, et en général toute violence mécanique exercée sur l'un ou l'autre côté du tronc, parce que le tronc en est rétréci et les côtes en sont pressées en devant ; la pression, les chocs, coups, etc., sur une partie du sternum, qui lui font une dépression sur un point, tandis que sur un autre point il fait une saillie irrégulière ; enfin, l'extension et l'engorgement d'organes intérieurs, par exemple, du foie, du poumon, etc. Les causes dynamiques sont celles qui déterminent le ramollissement des cartilages et des os, et contribuent par là à leur locomotion. Je ne fais que nommer les anévrismes, l'inflammation et la suppuration du foie, du poumon, etc., aussi mécaniquement, mais toujours aussi dynamiquement. L'os est amolli par l'acte de suppuration ou par l'action continue de l'anévrisme ; il en est même aminci, et sa courbure mécanique se fait plus facilement que cela n'aurait lieu sans cet acte dynamique.

Je n'ai pas besoin de dire qu'une semblable difformité n'exerce pas une influence aussi considérable sur toute l'économie, que les courbures dont j'ai parlé jusqu'ici. Ordinairement on ne remarque que peu ou point d'influence fâcheuse sur les organes intérieurs, si ce n'est lorsque la saillie est accompagnée de dépression dans un autre endroit. Dans ce cas, cela ne dépend pas de la difformité, et l'effet fâcheux ne provient que de la dépression. On sait que des côtes et des parties du sternum infléchies peuvent exercer une influence nuisible sur les organes sous-jacens. Chez la femme, ce vice de conformation des côtes et du sternum est plus grave que chez l'homme; car lorsque chez celle-là le sternum s'élève très haut, et, ce qui a toujours lieu en même temps, qu'il est très étroit, les mamelles ne peuvent plus être sur la face antérieure du thorax, qu'elles sont refoulées plus ou moins sur le côté, ce qui doit nuire non-seulement aux formes et à la grace de la femme, mais aussi aux fonctions des mamelles. Je me rappelle avoir vu une femme de vingt-un ans, bien conformée du reste, dont le sternum était tellement élevé, qu'il proéminait encore entre les deux mamelles, rejetées sur les côtés. A l'endroit où devait se trouver un enfoncement, il se montrait une élévation qui dominait tout le reste. Quoique cette difformité soit plus nuisible à la femme qu'à l'homme, elle en est affectée beaucoup plus fréquemment que celui-ci, parce que les côtés du thorax de la femme sont non-seulement plus mobiles et plus étroits, mais encore plus minces et plus grêles; car, si chez l'homme les os du thorax, et principalement les côtes supérieures, restent presque immobiles, les mêmes os sont au contraire, chez la femme, dans un mouvement continuel.

Je n'ai rien à dire sur le diagnostic de cette affection. Dans le principe, la saillie irrégulière se montre petite et de peu d'étendue; peu à peu elle devient non-seulement plus haute, mais elle occupe plus de surface; elle est cependant appréciée dès sa naissance par celui qui connaît la forme normale du corps humain. L'état des organes intérieurs, et les autres circonstances, indiquent si elle est due à l'inflammation, à la suppuration, à l'ascension de quelque organe, ou à des causes extérieures.

M. le baron Dupuytren a décrit, dans le cinquième numéro du *Répertoire général d'Anatomie, de Physiologie et de Clinique chirurgicale*, etc., une affection des parois du thorax, sous le titre de *Dépression latérale des Parois de la Poitrine*. Je dois dire ici que le moyen proposé par le savant chirurgien est très bon en théorie, et j'ai cherché à lever, autant que possible, les difficultés de l'exécution, par un mouvement oscillatoire. Le peu d'occasions que j'ai trouvées de le mettre en pratique ne me permet pas d'en parler plus longuement; et j'ai cru ne pouvoir mieux faire que de rapporter presque textuellement les paroles de M. Dupuytren, attendant qu'une plus longue expérience me mette à même de dire ce que j'ai fait.

La déformation de la poitrine est très commune et très importante à connaître; en effet, il ne se passe guère de mois qu'il ne se rencontre plusieurs exemples de cette déformation; et comme elle porte sur les parois d'une cavité qui renferme deux des appareils d'organes dont les fonctions sont les plus nécessaires à la vie, elle doit avoir des résultats tout autrement graves que ceux du déplacement congénital de la tête des fémurs, lequel ne peut avoir d'effet que sur la marche. Cette difformité consiste dans une dépression plus ou moins grande des côtés de la poitrine et dans une saillie proportionnelle du sternum, en arrière de la colonne vertébrale et en avant du ventre.

Quelques auteurs ont parlé de cette déformation, les uns à l'occasion des maladies des enfans, les autres à l'occasion du rachitisme; tels sont Van-Swieten, J.-L. Petit, Levacher; mais il suffit de lire le peu qu'ils en ont dit pour se convaincre qu'ils n'ont donné qu'une idée très incomplète de la cause, des effets, et surtout des moyens curatifs de cette déformation, moyens dont ils n'ont pas parlé.

Cette disposition anormale de la poitrine s'observe surtout chez les enfans issus de personnes lymphatiques, scrofuleuses ou rachitiques, habitant les lieux bas, humides et froids, chez les enfans mal vêtus, mal nourris d'alimens froids, peu substantiels, farineux, privés de vin, etc.

Chez les enfans affectés de ce vice de conformation, le sternum fait en avant une saillie en carène, la colonne vertébrale se relève en dos d'âne, et les côtes ne sont pas seulement aplaties, elles sont encore enfoncées vers la poitrine, à peu près comme si à l'époque où elles étaient molles, flexibles et susceptibles de prendre toutes les formes et toutes les courbures, elles avaient été comprimées d'un côté vers l'autre, ainsi qu'on le fait lorsqu'on veut étouffer des pigeons en passant les doigts sous leurs ailes et en comprimant les côtés du thorax.

Comme je le dirai plus bas, une chose remarquable est que le vice de conformation est presque constamment accompagné d'un gonflement considérable aux amygdales, gonflement dont la liaison avec la dépression de la poitrine tient à une cause qui nous est encore inconnue. On sent tout ce que ce gonflement doit ajouter à la difficulté que les malades éprouvent à respirer, par le fait de la dépression latérale des parois de la poitrine. Ce gonflement est si grand chez quelques-uns des individus affectés du vice de conformation dont nous parlons, que j'ai été obligé de faire la résection de ces glandes, opération qui, sans faire cesser la difficulté de respirer, a néanmoins soulagé constamment les malades.

J'ai dit que le gonflement des amygdales venait souvent

compliquer la dépression des parois de la poitrine, et que j'avais été plusieurs fois obligé de pratiquer leur résection sur des enfans à la mamelle. Convient-il donc d'attaquer cette cause de maladie ou d'attendre? J'ai autant, et plus qu'un autre peut-être, éprouvé les difficultés de cette résection, à une époque de la vie où la raison ne saurait maîtriser les efforts de l'instinct, qui s'oppose à tout ce qui produit de la douleur, et qui cherche à se débarrasser de tout ce qui cause seulement de la gêne : aussi n'a-t-il fallu rien moins que le danger imminent qui menaçait la vie, pour me déterminer à agir dans ces cas. Ce danger est tel, que j'ai vu des enfans affectés tout à la fois de dépression des parois de la poitrine et de gonflement aux amygdales, tomber après des efforts inouïs, mais inutiles, pour respirer, après les angoisses les plus cruelles, dans un état convulsif des plus alarmans, ou dans un état de suffocation porté jusqu'à l'asphyxie; état dont ils ne reviennent que pour retomber au bout de quelques instans dans le même danger. Il faut donc agir, sous peine de voir ces malheureux enfans perdre la vie, au milieu des plus affreux tourmens, par le besoin uni à l'impossibilité de respirer.

Une invention aussi simple qu'elle est ingénieuse et utile semble devoir rendre désormais plus prompte, plus facile, moins douloureuse, et surtout beaucoup moins dangereuse, l'extirpation des amygdales. Je veux parler du spéculum imaginé par M. le docteur F. Lemaître. A l'aide de cet instrument, aussi précieux pour le diagnostic des maladies de la bouche que pour les opérations qu'elles réclament, on pourra tenir la bouche ouverte, la langue abaissée, immobile, et pratiquer avec une entière sécurité l'extirpation des amygdales. Il suffira, pour rendre cet instrument plus avantageux dans la pratique des opérations, de l'échancrer vers les commissures des lèvres, et de le réduire, dans cet endroit, à la moindre largeur possible.

Le catarrhe pulmonaire n'est pas une complication de la dépression des parois de la poitrine moins fréquente que le gonflement des amygdales. Or, le catarrhe constitue toujours une complication grave de cette déformation, alors surtout que les amygdales sont tuméfiées. Il existe alors une triple cause d'oppression : la déformation des parois de la poitrine, la tuméfaction des amygdales et le catarrhe pulmonaire. Mais de toutes les maladies qui peuvent se joindre à cette déformation, il n'en est pas de plus dangereuse que la coqueluche. Aucune maladie ne m'a jamais présenté de spectacle plus douloureux que celui d'un malheureux enfant qui avait les parois de la poitrine déprimées sur les côtés, les amygdales volumineuses, et une coqueluche des plus intenses. Il éprouvait à chaque crise de toux une oppression telle qu'il semblait devoir succomber immédiatement. Il succomba en effet dans un de ces accès. Qui ne voit de quelle importance il est alors d'attaquer ces complications par les moyens les plus énergiques, si l'on veut éloigner le danger de mort?

Cette déformation est portée si loin chez quelques enfans, qu'on peut embrasser les deux côtés de la poitrine avec les doigts de la même main. Les rapports ordinaires des diamètres de cette cavité sont alors tellement changés, que ceux qui s'étendent d'un côté à l'autre perdent un quart, un tiers, et quelquefois la moitié de leur étendue, tandis que les diamètres antéro-postérieurs et les diamètres verticaux s'accroissent d'autant; il semble qu'en ôtant à la poitrine et aux poumons leurs dimensions dans un sens, la nature ait voulu compenser ce défaut en agrandissant la poitrine dans un autre sens.

Il s'en faut cependant qu'il y ait compensation entière, tant sous le rapport de la capacité de la poitrine, que sous le rapport de l'action des organes; en effet, soit que la poitrine ne gagne pas dans certains sens ce qu'elle perd dans d'autres, ou que les organes de la respiration et ceux de la circulation mis dans des conditions de situation et de rapports différens de celles que prescrit la nature, ne puissent plus exercer leurs fonctions comme dans l'état normal; cette déformation produit constamment une oppression très grande, une brièveté habituelle de la respiration et de la voix, un état d'anxiété et d'angoisse inexprimables; chez le nouveau-né, il y a difficulté très grande dans la succion du mamelon, menace de suffocation, lorsque celui-ci est gardé quelque temps dans la bouche; nécessité de le quitter avec de grands cris, au bout de quelques instans; plus tard, la parole est brève, entrecoupée et comme saccadée. Ces symptômes augmentent toutes les fois que les malades prennent un peu d'exercice, qu'ils montent ou descendent un escalier, qu'ils veulent parler avec action et chaleur, à peu près comme des individus qui seraient affectés de maladies au cœur. Le désordre des mouvemens de cet organe, les irrégularités du pouls qui se ralentit et se précipite tour à tour, pourraient faire croire à une maladie du cœur, si l'observation attentive des phénomènes n'apprenait que ces désordres et ces irrégularités sont en rapport avec les mouvemens de la respiration seulement, et qu'ils sont un des effets de la gêne qu'elle éprouve.

Pendant le sommeil, la respiration gênée par défaut de conformation de la poitrine et par le gonflement des amygdales, se fait toujours la bouche ouverte et avec grand bruit. Ce sommeil lui-même est fréquemment agité par des rêves pénibles qui sont presque toujours relatifs à l'état de la respiration, et il est fréquemment interrompu par des cris et par des réveils en sursaut.

Les symptômes ci-dessus et notamment la difficulté de la respiration et la circulation, peuvent être portés au point d'empêcher le développement de fonctions vitales et de causer la mort dès les premiers momens de la vie. Lorsque ces difficultés ne causent pas la mort immédiatement, elles peuvent la causer plus tard en empêchant l'allaitement ou même en altérant la nutrition et empêchant le développement des forces; et alors même que ces difficultés ne causent la mort ni primitivement ni consécutivement, elles retiennent les personnes qui en sont affectées dans un état de maigreur, de faiblesse et d'incapacité d'agir, qui les prive de la majeure partie de leurs facultés.

Ce vice de conformation et les complications qui l'accompagnent si souvent méritent donc toute l'attention des praticiens à cause de ses dangers et à cause des incommodités qu'il produit.

Il faut avoir recours dans ces cas, comme dans toutes les déformations des os, qui tiennent à un ramollissement produit par un vice scrofuleux ou rachitique, à un régime fortifiant et à l'usage de boissons amères, mais avec une modération très grande, et qui préservent la gêne de la respiration et le trouble de la circulation qu'un régime et des remèdes trop fortifians ou donnés sans mesure pourraient augmenter et même rendre dangereux. Il faut joindre à ces remèdes généraux, des remèdes locaux. De tous ceux que j'ai mis en usage, je n'en connais pas de plus efficaces que les exercices propres à fortifier les muscles qui s'étendent des bras et des épaules à la poitrine, et surtout que des pressions fréquemment exercées d'avant en arrière sur le sternum.

Les exercices que je conseille ont pour but et pour résultat de soulever les parois de la poitrine, de les écarter, de les porter au dehors, et de les ramener enfin à leur conformation naturelle. Il n'est pas d'exercice plus propre à atteindre ce but, que celui qui oblige les personnes affectées du vice de conformation dont il s'agit, à soulever, pendant plusieurs heures par jour, à l'aide des mains et des bras, un poids suspendu à une corde passant à travers deux poulies, une de suspension, l'autre de renvoi; l'extrémité de la corde destinée à être saisie doit être attachée au milieu d'un levier que saisissent les deux mains, l'autre extrémité doit soutenir un poids proportionné à la force de l'individu qu'on veut exercer. Cet individu placé debout, élevé même sur la pointe des pieds pour atteindre le levier placé à l'extrémité de la corde, doit le saisir avec les deux mains, et employant l'effort des muscles des avant-bras, des bras, du col et de la poitrine pour fléchir tout à la fois la tête, la poitrine et le corps et les incliner vers le sol, il doit faire élever le poids suspendu à l'autre extrémité de la corde, et employer alternativement les muscles fléchisseurs à relever le poids, et les muscles extenseurs à redresser le corps. S'il est vrai, comme on n'en saurait douter, qu'il existât entre les os et les muscles des rapports de conformation et d'action tels que les derniers tendent toujours à agir sur les premiers, de manière à les ramener à une forme première et constante, il est certain que l'exercice que nous venons de décrire, en dirigeant les efforts des muscles sur les os de la poitrine, doit ramener peu à peu les parois de cette cavité à des formes meilleures.

A ce premier moyen il faut joindre la pratique de pressions exercées sur la poitrine, d'avant en arrière. L'union de ces deux moyens avec le régime et le traitement, a suffi pour guérir des vices de conformation qui avaient été faussement jugés incurables.

La pression exercée d'avant en arrière sur la poitrine à l'aide d'une machine qui prendrait un appui sur le dos et qui, par le moyen d'un ressort, d'une vis de pression ou bien autrement, tendrait à aplatir ou bien à enfoncer le sternum, aurait l'inconvénient de toutes les compressions mécaniques constantes; elle causerait des douleurs insupportables, elle fatiguerait la peau, l'enflammerait et déterminerait des abcès ou bien des escarres. La pression que je conseille n'a aucun de ces inconvéniens; elle consiste, après avoir fait placer l'enfant de profil, à appuyer soit la main, soit le genou sur son dos, ou bien encore à appuyer cette partie contre un mur, et à placer la paume de l'autre main sur le point le plus saillant du sternum, et à presser et à pousser la partie antérieure de la poitrine vers la partie postérieure, par des mouvemens alternatifs qui, au bout de quelques jours d'épreuve, parviennent à s'accorder tellement avec les mouvemens de la respiration, que les petits malades et ceux qui les pressent s'entendent bien vite à exercer le mouvement de pression pendant le temps de l'expiration, et à le suspendre pour permettre à la poitrine de se développer au moment de l'inspiration. Pendant ces mouvemens, on entend un bruit semblable à celui que fait l'air qui entre dans un soufflet, et qui en sort alternativement.

J'ai plusieurs fois observé, avec une curiosité attentive, les effets immédiats de cet exercice; ces effets sont un aplatissement de la carène représentée par le sternum, une courbure plus ou moins forte des côtes en dehors, le retour momentané de la poitrine à des formes plus naturelles, une respiration beaucoup plus forte et beaucoup plus complète qu'elle ne l'est ordinairement, et lorsque la pression est levée, le retour subit des parties à leur état ordinaire, retour accompagné d'une grande inspiration.

Ces pressions doivent être répétées dix fois, cent fois par jour si cela est possible, et continuées chaque fois pendant plusieurs minutes : leur efficacité est d'autant plus grande, qu'elles sont plus souvent répétées et plus long-temps continuées.

Le soin de les pratiquer ne doit pas être confié à tout le monde indifféremment. On ne saurait trouver que dans le cœur d'une mère la persévérance nécessaire pour réussir ; avec cet aide, il n'est guère de vice de conformation de l'espèce de celui que nous venons de décrire, auquel on ne puisse remédier, et j'ai vu des enfans qui en étaient affectés au plus haut degré, devenir, pas la suite, des personnes robustes et bien constituées. Tel a été le résultat de ces soins dans le cas suivant, pris au hasard parmi un grand nombre d'autres, où le succès n'a pas été moins complet.

Un enfant du sexe féminin, issu d'une mère rachitique et d'un père scrofuleux, vint au monde avec une grande difficulté de respirer, et une difficulté plus grande encore de saisir et surtout de garder le mamelon du sein de sa nourrice. Ses cris, les besoins qu'elle manifestait de prendre des alimens et l'impossibilité où elle était d'y satisfaire me firent appeler, et j'observai une oppression constante accompagnée de fréquence et souvent de trouble dans les mouvemens de la respiration et dans ceux du cœur. L'enfant criait et s'agitait continuellement, ses besoins se manifestaient par une succion continuelle, par la tendance et les efforts qu'elle faisait pour saisir tout ce qui était à la portée de sa bouche. Si on lui présentait le sein elle le saisissait avec avidité, exécutait avec précipitation quelques mouvemens de succion, faisait arriver le lait en telle abondance qu'il était rendu par la bouche, et bientôt elle quittait le sein en faisant des cris perçans et en s'agitant douloureusement, jusqu'à ce que le besoin se fît sentir de nouveau, elle cherchait et reprenait alors le sein, jusqu'à ce que le renouvellement des accidens l'obligeassent à le quitter de rechef.

A tous ces symptômes se joignaient une grande dépression des côtés de la poitrine, une saillie proportionnelle du sternum et du ventre en avant, et de la colonne vertébrale en arrière. Il n'existait aucun embarras dans les narines, aucun vice de conformation à la langue ; les mamelons de la nourrice étaient bien conformés, le lait coulait avec facilité par l'effet de la pression et de la succion la plus légère. La difficulté que l'enfant éprouvait à garder les mamelles tenait donc, ainsi que l'oppression, la fréquence et le trouble des mouvemens de la respiration et de la circulation, au vice de conformation observé dans les parois de la poitrine.

On ne pouvait y remédier instantanément; mais il fallait faire vivre l'enfant, et pour cela il fallait le nourrir; on y réussit en tenant nettoyée et libre l'entrée des narines, en écartant de cette entrée le sein et tout ce qui aurait pu gêner le passage de l'air, en lui donnant le mamelon et en le lui retirant alternativement, de manière à laisser à la respiration le temps de se rétablir, et surtout en substituant par degré à la lactation, qui oblige les enfans à ne respirer que par les narines autant de temps qu'ils ont le mamelon dans la bouche, des alimens portés dans cette cavité à l'aide d'une cuiller, ce qui ne l'empêche pas ou ne l'empêche que pour un temps très court de respirer à la fois par le nez et par la bouche. A l'aide de ces soins, l'enfant atteignit trois ans, il se fortifia même; mais le vice de conformation persistait et entretenait une difficulté de respirer qui se manifestait par la brièveté et la fréquence des mouvemens de la respiration, par un état habituel d'oppression qui augmentait au moindre exercice, par les efforts que faisaient alors tous les muscles inspirateurs, l'interruption du sommeil, les rêves pénibles, des cris et des réveils en sursaut, la coloration habituelle de la face en rouge-violet, coloration d'autant plus grande que l'oppression était plus marquée.

A cette époque, le bruit que faisait l'air en passant à travers la gorge, pendant la nuit surtout, ayant appelé l'attention sur ce point, les amygdales furent examinées et trouvées tellement volumineuses, qu'elle laissaient à peine libre la moitié de l'isthme du gosier.

Y avait-il maladie organique aux poumons ou bien au cœur?

La première idée fut repoussée, la seconde fut soutenue par quelques médecins. Le plus grand nombre se rangea à l'idée que tous les phénomènes relatés étaient produits par le vice de conformation des parois de la poitrine. Ce vice ayant augmenté sensiblement depuis quelque temps, on convint d'unir au régime tonique, en usage depuis longtemps, un traitement anti-scrofuleux; mais l'accroissement de l'oppression et de l'agitation obligèrent bientôt à interrompre ce dernier. Il fut repris, abandonné et repris un grand nombre de fois pour les mêmes raisons, jusqu'au moment où la certitude acquise de ses inconvéniens y fit renoncer pour toujours. Je proposai alors des pressions répétées sur la poitrine, d'avant en arrière, suivant la méthode décrite plus haut. L'enfant, âgé pour lors de trois à quatre ans, eut d'abord peine à s'y faire; il s'y accoutuma pourtant, et bientôt encouragé par les bons effets de cette pratique, les parens de l'enfant et leurs amis s'en occupèrent avec un tel zèle, que les pressions furent répétées jusqu'à cent fois par jour, et qu'en sortant des mains de l'un, l'enfant passait aux mains de l'autre pour être soumis de nouveau à ces pressions. Cette constance ne tarda pas à avoir les plus heureux résultats. En effet en moins de six mois la saillie du sternum s'affaissa ; le dos se redressa ; la dépression latérale de la poitrine cessa presque entièrement ; le ventre perdit de son volume, la respiration s'exécuta avec plus de lenteur, plus de facilité et plus de régularité ; les exercices devinrent beaucoup plus faciles, le volume des amygdales diminua ainsi que le bruit que faisait l'air en passant à travers la gorge pendant la nuit.

Six à sept ans se passèrent de la sorte pendant lesquels la jeune personne grandit et se fortifia singulièrement. Cependant elle n'avait encore ni la poitrine parfaitement conformée, ni l'échine parfaitement droite, ni la respiration parfaitement libre ; la poitrine était ronde et cylindroïde ; la colonne vertébrale était encore un peu saillante et la respiration se troublait au bout de quelque temps d'un exercice fatigant. Je conseillai alors l'exercice qui consiste à faire mouvoir, à l'aide des membres supérieurs, un poids suspendu à une corde passant à travers deux poulies. Cet exercice fut fait pendant deux ans avec la même exactitude que les pressions avaient été exercées sur le sternum. Deux ou trois heures y furent employées chaque jour, les bons effets ne tardèrent pas à se manifester ; les muscles des membres supérieurs se fortifièrent, ceux qui viennent de la poitrine, le grand pectoral, le grand dorsal, etc., etc., prirent surtout un grand développement; la poitrine, dont les côtes étaient continuellement soulevées par ces muscles, prit un grand développement en largeur; l'épine, dont les muscles n'étaient pas moins exercés par les mouvemens continuels de flexion et d'extension du tronc, se redressa parfaitement et prit ses courbures naturelles; la respiration devint large, profonde et d'une lenteur ordinaire; enfin cette jeune personne est devenue une des grandes, des mieux faites de son sexe, et il serait impossible, en la voyant, de soupçonner seulement de quel vice de conformation son enfance a été affectée.

Pottier (Michel), âgé de six ans, demeurant rue Saint-Victor, n° 58. Il y avait trois mois que cet enfant se plaignait de gêne dans la respiration. Ces plaintes redoublant, ses parens furent naturellement portés à lui examiner le thorax, et ils furent surpris de voir que la poitrine n'était pas conformée comme celle des autres enfans. Ils vinrent consulter M. Dupuytren, le 6 mars 1821. Le thorax était dans l'état suivant: supérieurement, il était assez bien conformé, mais au bas le sternum se portait en avant et entraînait les côtes inférieures dans cette direction; les côtes, ainsi redressées, donnaient à la poitrine une forme aplatie latéralement, qui la faisait ressembler à la poitrine d'un dindon ou à la carène d'un vaisseau. En appuyant une main sur le sternum et une autre sur le dos, on rendait à la poitrine sa conformation naturelle, aussi M. Dupuytren conseilla-t-il ces pressions pour guérir l'enfant de ce vice de conformation.

Petit (Cécile), âgée de deux ans, venue au monde au huitième mois de grossesse, fut mise en nourrice, où elle souffrit beaucoup. Sa mère l'en retira et la présenta à la consultation publique de l'Hôtel-Dieu, le 10 janvier 1821; elle était dans l'état suivant:

Tête volumineuse, bien conformée, face très maigre, exprimant la douleur et donnant l'idée de la vieillesse, yeux enfoncés et fixes, pupilles dilatées, conjonctives sèches et bleuâtres, pommettes saillantes.

Appareil respiratoire. Nez aplati, narines dirigées en avant, ailes du nez éprouvant des mouvemens latéraux à chaque mouvement d'inspiration et d'expiration, respiration courte, bruyante et un peu précipitée; poitrine plus large transversalement que d'avant en arrière, plus évasée en bas qu'en haut; le sternum est saillant, les côtes sont aplaties et enfoncées du côté de la poitrine, la colonne vertébrale est relevée en dos d'âne.

Le ventre est volumineux, il a bien cinq fois plus d'étendue que la poitrine; les membres sont tellement maigres que les articulations ont trois fois le volume des parties charnues.

Amygdales gonflées; l'enfant dort la bouche ouverte et avec bruit.

Secourieux (Augustin), âgé de treize mois, demeurant rue de la Mortellerie, n° 56. Cet enfant, qui est venu au monde au septième mois de la grossesse, était à sa naissance petit et faible. Il fut mis en nourrice dans la Bourgogne. Son état de langueur engagea sa mère à l'amener à la consultation de M. Dupuytren, le 6 mai 1822. Il était dans l'état suivant:

Système osseux. — Tête assez volumineuse, allongée d'avant en arrière; poitrine aplatie latéralement, surtout à sa partie supérieure; l'inférieure est évasée et comme renversée en dehors; le sternum est saillant; les 5e, 6e, 7e et 8e côtes droites étaient enfoncées à leur partie antérieure et formaient une cavité qui avait à son centre près d'un pouce de profondeur.

La partie postérieure de la poitrine, rétrécie en haut, était dilatée à sa partie inférieure.

Extrémités supérieures. — La clavicule gauche formait une saillie considérable en avant; son extrémité interne est très volumineuse; la droite était seulement volumineuse à son extrémité sternale.

Les articulations des coudes, des poignets, sont volumineuses.

Les membres inférieurs sont arqués en dehors; les genoux sont très volumineux, et les jambes sont contournées.

Du reste, l'état général du petit malade est mauvais; la respiration est bruyante, difficile, les amygdales sont gonflées; la peau est jaune et sèche; il a de la diarrhée, peu d'appétit et point de sommeil.

CHAPITRE V.

De l'obliquité du col.

On entend par col oblique ou tors (*caput obstipum, cervix obstipa*), la difformité du corps humain dans laquelle le col est courbé de l'un ou de l'autre côté, et en même temps un peu en devant, de manière qu'on est obligé de porter la tête sur le côté et en devant, et qu'elle repose quelquefois presque entièrement sur une épaule. Le col est dans la plupart de ces cas entièrement inégal : un des côtés, vers lequel la tête est tirée, offre les muscles renforcés et raccourcis parvenus à un grand volume et à une forte tension; sur l'autre côté, au contraire, où le col fait une saillie, on ne voit presque pas les muscles tendus. Lorsque le mal a duré pendant quelque temps, et qu'il a déjà pris du développement, la tête est un peu inégale. La moitié de la tête où la traction des muscles est plus forte, devient par conséquent plus basse et moins forte que l'autre; offre les différens muscles, par exemple, le grand zygomatique, le buccinateur, le masseter, et plusieurs autres moins saillans et moins exprimés qu'ils ne le sont sur l'autre moitié. Le visage rendu inégal de la sorte offre par conséquent un aspect désagréable, et indique de la manière la plus claire la position forcée que la tête est obligée de prendre. Les malades ne sont avec cela pas en état de tourner convenablement la tête ou de la redresser, et si cela leur est possible à un léger degré, il faut faire des efforts considérables. C'est pourquoi ils préfèrent rester dans une position gênante, et tourner tout le corps au lieu de tourner seulement le col, mais ils favorisent par là puissamment le développement plus rapide du mal.

Quelques auteurs disent que le visage est, dans cette difformité, ordinairement tourné du côté opposé, et quelquefois du même côté que celui vers lequel s'incline la tête. Je puis assurer n'avoir jamais vu la première disposition; mais dans tous les cas observés par moi, toujours l'inclinaison était celle que j'indiquerai bientôt. Je ne puis pas même figurer la disposition contraire, et je dois avouer que je doute de sa réalité. Ce qu'on dit dans certain ouvrage me rend la chose encore plus suspecte. « Lorsque l'affection dépend du muscle sterno-mastoïdien, le visage est toujours détourné du côté vers lequel penche la tête. » Je ne sais comment on peut se représenter cela; je pense, au contraire, que dans ce cas le visage devrait presque être tourné du côté vers lequel s'incline la tête. J'en appelle sous ce rapport, à l'examen de la structure et des points d'insertion du muscle sterno-mastoïdien.

Ce muscle descend, comme on sait, le long du cou, depuis l'apophyse mastoïde du temporal, se divise bientôt en deux portions, une externe et l'autre interne, dont la première s'attache à la partie interne et antérieure de la clavicule, et la seconde à la face supérieure et externe du sternum. La moitié externe de ce muscle doit donc, conformément à ses points d'attache, tirer la tête vers la clavicule, la seconde est au contraire forcée de la diriger vers le sternum, et toutes deux réunies lui feront parcourir une diagonale. En mouvant ainsi la tête latéralement en devant, ces muscles impriment au col la même direction, et le font tourner en même temps un peu, de manière que le nez ne vient plus correspondre directement au-dessus du sternum, mais sur un de ses côtés. Lorsque par exemple, le muscle sterno-mastoïden du côté droit est trop court, et cause ainsi l'obliquité du col, il tire la tête à droite latéralement en devant, et lui donne une direction telle que le nez vient à être placé au-dessus du côté gauche du sternum.

Mais si cela a lieu, il faut que le visage soit légèrement tourné à gauche, et qu'il s'incline en même temps en bas et en devant, et lorsque toute la tête est inclinée en devant, latéralement et en bas, que le visage est au contraire dirigé en devant, latéralement et en bas, l'on ne peut pas dire que le visage ait une direction opposée à l'inclinaison de la tête. Le visage est, à la vérité, tourné d'un autre côté que la tête, mais il est bien loin d'être dirigé entièrement du côté opposé; car si cela avait lieu, il faudrait que le col fût plus tourné qu'il ne l'est en effet. Je ne crois donc pas qu'un semblable cas existe réellement, où le visage ait eu la direction mentionnée opposée à celle de la tête.

Quant aux causes de cette difformité, plusieurs auteurs en signalent de nature diverse, et l'on ne peut nier qu'elles ne le soient en effet. Nous n'avons jamais reconnu que ce mal fût causé par les os; les muscles en sont toujours la cause première. D'après nos observations, c'est surtout le muscle sterno-mastoïdien qu'il faut accuser de cette difformité, car nous ne l'avons jamais rencontrée sans que ce muscle n'ait exercé sur elle une influence particulière. Si peu à peu plusieurs autres muscles prennent également part à la maladie, cela n'a ordinairement lieu que par suite de leur action irrégulière. Mais le muscle sterno-mastoïdien est aussi, plus que tout autre muscle du col, propre à subir un changement d'action; car sa force le rend maître de tous les autres muscles voisins. Comme il arrive souvent que les enfans, et dans la station debout, et dans la station couchée, tiennent le col dirigé plus d'un côté que de l'autre, l'un des muscles sterno-mastoïdiens devient facilement plus court que l'autre, leur antagonisme en est bientôt détruit, et cela détermine l'obliquité du col. Souvent les enfans sont couchés sur le côté, et par là les muscles du col prennent peu à peu un développement inégal, et l'antagonisme qui existe entre eux se détruit insensiblement. La même chose a lieu lorsque des enfans sont toujours portés d'un seul et même côté, et qu'ils penchent la tête toujours sur l'épaule de leur bonne. Souvent aussi l'inégalité du muscle mentionné est congénitale, et dans ces cas, il ne faut pas d'autres causes. Le mal existe à la naissance, à un léger degré, il est vrai, mais il fait des progrès plus tard, et devient bientôt très considérable. L'équilibre entre les deux muscles sterno-mastoïdiens peut aussi être rompu, lorsqu'un de ces muscles est blessé ou coupé en travers, lorsqu'il se forme un abcès dans l'un d'eux, et qu'il reste irrégulièrement faible ou qu'il s'endurcit. Chez une malade, la moitié interne du sterno-mastoïdien gauche s'insérait au milieu, et presque sur le côté droit du sternum, immédiatement à côté de la moitié interne du muscle du côté opposé, et il est à présumer que cette insertion anormale avait eu part à la torsion de la tête vers le côté droit. On admet enfin aussi que la peau d'un côté du col, et avec elle peut-être aussi un des muscles peauciers et scapulo-hyoïdiens peuvent produire la maladie dont je parle; j'ai de la peine à croire cela, attendu que la peau du col est très molle et très mobile, et que les muscles sous-cutanés du col sont très minces, et par conséquent doivent céder facilement.

Lorsque la peau et le muscle large situé sous elle, ou d'autres muscles du col sont trop tendus et raccourcis, cela n'a lieu que par suite de raccourcissement du sterno-mastoïdien. Mais, quoi qu'il en soit, que d'autres muscles que ceux que j'ai mentionnés soient la cause première de l'obliquité du col, cela n'a aucune influence sur la cure, elle reste toujours la même, quel que soit le point de départ du mal.

Je ne nie pas que les os ne puissent être aussi la cause première de cette affection. Si dans un ramollissement des os les vertèbres dorsales et lombaires se courbent, pourquoi les vertèbres cervicales ne se déformeraient-elles pas, et ne pourraient-elles pas par là rompre l'antagonisme entre leurs muscles? Cependant la cause réside sans doute plus rarement dans les os que dans les muscles, attendu que nous ne l'y avons jamais trouvée. Il n'y a pas de doute, au reste, que les os ne participent tôt ou tard à la maladie, que leur forme n'en souffre, qu'il ne puisse même survenir peu à peu une ankylose des vertèbres cervicales.

Ainsi que dans toute autre maladie, il doit également importer ici au malade de trouver la véritable cause première du mal, et il s'agit par conséquent de savoir comment on reconnaît que les muscles et la peau, ou que les os ont été la première cause de l'affection? On peut en attribuer la cause aux muscles, lorsqu'on les trouve en effet dans un état de disproportion; lorsqu'ils sont contractés et durs d'un côté, et mous et peu développés de l'autre; lorsque les muscles rétractés et racourcis deviennent encore plus durs et plus tendus, et qu'ils résistent en quelque sorte lorsque la tête est redressée. On peut d'autant mieux établir cette distinction, qu'on ne découvre pas de maladie aux os : car s'il existe ou s'il a existé un ramollissement des os, il faut que les causes déterminantes et les symptômes concomitans aient existé en même temps. Or, la découverte de ceux-ci ne doit pas être difficile, du moins pas impossible, pour le médecin. On peut accuser les os avec assurance, lorsqu'on ne remarque pas de grande disproportion dans les muscles, lorsqu'ils ne sont durs et contractés nulle part, et qu'on découvre au contraire les causes, les symptômes concomitans, et les traces d'un ramollissement partiel ou général des os.

Lorsque cela a lieu, les muscles sont loin de présenter une aussi grande déviation que lorsqu'ils ont été la cause première du mal. On peut aussi, lorsque les os sont la cause première, bien mieux soulever la tête inclinée, la tourner et la mouvoir plus facilement que lorsque l'affection est due primitivement aux muscles.

La seconde question dont le médecin doit s'occuper, est celle de connaître le degré auquel le mal est parvenu, et si les os ont déjà pris ou non une grande part à l'affection; s'il existe déjà une ankylose des vertèbres cervicales ?

La réponse à ces questions peut paraître facile de prime abord, mais elle ne l'est pas toujours, et cet objet mérite par conséquent d'être considéré de plus près. Le pronostic et tout le traitement curatif en dépend, et il ne peut être convenablement approprié au mal, que lorsque son degré est suffisamment connu. Lorsque les os ont pris plus ou moins de part à l'affection, c'est-à-dire, lorsque par un faux maintien ils ont éprouvé des changemens dans leur forme; lorsque, ce qui est ordinaire, ils sont devenus plus bas du côté vers lequel la tête est inclinée que du côté opposé, ou que leurs apophyses sont rapetissées ou tortues, on sent et on voit même quelquefois qu'il existe çà et là un défaut de substance osseuse. Les enfoncemens qui en résultent tombent quelquefois très bien sous les yeux, et sont du moins découverts par une main délicate et exercée. Si l'on fait prendre à la tête et au col la bonne position, ces enfoncemens deviennent encore plus distincts au doigt, de même que les déplacemens des apophyses osseuses. Mais pour que ces investigations conduisent à un résultat déterminé, il faut non-seulement être exercé à faire des recherches, mais il faut aussi connaître très exactement la structure normale du col pour trouver d'autant plus facilement les petites déviations. On découvre très bien l'ankylose entre deux ou plusieurs vertèbres cervicales, lorsqu'on fait mouvoir le col de haut en bas, et des deux côtés, et que pendant cela on applique les doigts d'une main toujours exactement aux vertèbres cervicales, et qu'on observe ainsi leurs mouvemens, leur rotation, etc. Lorsqu'il existe en effet une ankylose, les mouvemens de rotation de la tête sont non-seulement difficiles, mais même impossibles, et l'on peut bientôt, par ce moyen, déterminer avec certitude les vertèbres qui ne peuvent pas prendre part à cette manœuvre. Je crois nécessaire d'ajouter quelque chose sur l'influence qu'exercent les distorsions sur toute l'organisation du corps humain; je commencerai donc ici par la torsion du col. Le premier effet qui résulte de cette difformité est sans doute l'entrave apportée au développement de la tête. Je n'ai jamais vu que dans l'obliquité du col, le visage et la tête en général aient été bien formés. La moitié du visage la plus rapprochée du muscle sterno-mastoïdien raccourci, reste plus petite et moins pleine que l'autre. Quelquefois même, la mâchoire inférieure, l'apophyse jugulaire et l'œil de cette moitié étaient plus bas que de l'autre côté, et toute la face en prit par conséquent un aspect tiré et défiguré. Jai toujours trouvé avec cela que le maintien et le mouvement de la tête en sont gênés à un haut degré. Les malades ayant la tête inclinée latéralement et en devant sont toujours dans une des positions les plus forcées; on ne les voit jamais la tête dressée. Ils sont encore moins à même de tourner la tête, et de regarder librement de côté. Pour regarder ainsi, ils sont obligés de tourner tout le corps. C'est pourquoi les sujets affectés de ce mal ne sont plus aptes à un grand nombre d'occupations, et si cela n'a pas toujours lieu, du moins la plupart des travaux leur deviennent beaucoup plus pénibles qu'à d'autres. On peut penser aussi que la traction irrégulière de la tête, et la courbure irrégulière des vertèbres cervicales, doivent intéresser les fonctions de l'encéphale et du cordon rachidien. Je n'ai jamais observé cela, il est vrai; j'ai trouvé au contraire, que les fonctions du cerveau n'étaient nullement troublées dans des cas où l'affection a été portée à un haut degré, mais je n'en voudrais pas conclure que cela doive avoir lieu dans tous les cas. On peut aussi admettre enfin que les torsions du col doivent facilement occasionner d'autres torsions du rachis; en ce que la tête cesse par là de planer avec son centre sur le rachis, et que son point de gravité tombe hors de la colonne vertébrale. Ce déplacement du centre de gravité, et la position que prend le malade, doivent donc imprimer une mauvaise situation aux os de l'échine : or, le malade s'efforcera toujours de ramener la tête plus ou moins sur le rachis, et donnera par conséquent à l'échine une flexion plus ou moins fausse. Avant de terminer ce chapitre, je devrais répondre à la question, si le col n'est pas sujet à d'autres difformités qu'à celles qui viennent d'être mentionnées ? Outre le maintien de la tête en devant qu'on trouve chez les enfans par suite d'une mauvaise tenue, et chez les personnes âgées comme résultat de la faiblesse, je ne connais pas d'autre torsion du col qui appartienne à ce chapitre, car, malgré toutes mes recherches, je n'ai pu trouver d'autre difformité décrite dans les auteurs. Mais toute la structure du col paraît aussi indiquer qu'il ne peut y avoir que très difficilement d'autres torsions de cette partie; car sa face postérieure est garnie d'un très grand nombre de muscles et de ligamens, qui opposent une résistance vigoureuse aux forces de la face antérieure. La pesanteur de la tête et son inclinaison en devant, empêchent que les muscles postérieurs ne deviennent plus forts que les antérieurs. Lorsqu'il survient quelques disproportions entre les muscles, cela a lieu entre les muscles latéraux, et comme les sterno-mastoïdiens sont alors toujours affectés, il en résulte toujours la difformité que nous venons de traiter.

CHAPITRE VI.

Du déplacement originel ou congénital de la tête des fémurs.

Il est une espèce de déplacement de l'extrémité supérieure des fémurs de laquelle on ne trouve presque aucune indication dans les auteurs. M. le professeur Dupuytren est le premier qui ait fait connaître cette affection, et c'est à lui que nous en emprunterons textuellement la description.

Ce déplacement consiste dans une transposition de la tête du fémur de la cavité cotyloïde dans la fosse iliaque externe de l'os des îles, transposition qu'on observe dès la naissance, et qui semble le résultat du défaut d'une cavité cotyloïde assez profonde ou assez complète, plutôt que d'un accident ou d'une maladie. Ce déplacement est de l'espèce de ceux qui constituent les luxations du fémur en haut et en dehors. On connaît déjà deux espèces, ou, si mieux on aime, deux variétés de cette maladie : la luxation accidentelle et la luxation consécutive, spontanée ou symptomatique. Celle dont je vais parler formera une troisième espèce ou variété que j'appellerai *luxation originelle ou con-*

génitale, pour la distinguer tant de la luxation accidentelle que de la luxation spontanée du fémur.

Cette luxation a pour caractères, comme toutes celles dans lesquelles la tête du fémur est portée en haut et en dehors, le raccourcissement du membre affecté, l'ascension de la tête de l'os dans la fosse iliaque externe, la saillie du grand trochanter, la rétraction de presque tous les muscles de la partie supérieure de la cuisse vers la crête de l'os des îles, où ils forment, autour de la tête du fémur, une espèce de cône dont la base est à l'os iliaque et le sommet au grand trochanter; la presque dénudation de la tubérosité de l'ischion abandonnée par ces muscles; la rotation du membre en dedans, et, par suite, la direction du talon et du jarret en dehors, de la pointe du pied et du genou en dedans; l'obliquité des cuisses de haut en bas et de dehors en dedans, obliquité d'autant plus grande que l'individu est plus avancé en âge et que le bassin a plus de largeur, et de laquelle il résulte une tendance des fémurs à se croiser inférieurement; un angle aigu et rentrant à la partie supérieure et interne de la cuisse, au point où elle s'unit au bassin; l'amaigrissement de la totalité du membre, et particulièrement de ses parties supérieures.

Si l'on étudie les mouvemens isolés des membres ainsi conformés, on trouve que ces mouvemens sont, en général, très bornés, et que ceux d'abduction et de rotation, en particulier, le sont encore plus que les autres, d'où résultent des difficultés sans nombre dans la station, dans la locomotion et les exercices divers auxquels les membres inférieurs prennent part.

Si l'on examine les individus affectés de luxation congénitale des fémurs, dans l'état de station, on est frappé, tout à la fois, du défaut de proportion entre les parties supérieures de leurs corps et les parties inférieures, de l'imperfection des membres abdominaux et de l'attitude de ces individus.

En effet leur torse est très développé, tandis que leurs membres inférieurs sont courts et grêles, comme s'ils appartenaient à un individu de moindre stature. La brièveté et la gracilité de ces membres est rendue plus frappante encore par la largeur du bassin, dont le développement ne souffre en rien de ce qui se passe à sa surface; du reste on est frappé de la saillie des grands trochanters, de l'obliquité des cuisses de haut en bas, et de dehors en dedans, de la tendance qu'elle ont à se croiser inférieurement, de la rencontre des genoux, de la direction de ces derniers et de la pointe des pieds en dedans, de celle des jarrets et des talons en dehors.

Pour ce qui est de leur attitude, on observe que la partie supérieure de leur tronc est fortement portée en arrière, que leur colonne lombaire est très saillante en avant, et très creuse en sens opposé; que leur bassin est situé presque horizontalement sur les fémurs; qu'ils ne touchent le sol que par la pointe des pieds, circonstances qui résultent évidemment de la transposition de l'articulation ilio-fémorale et du centre des mouvemens sur un point de la longueur du bassin plus reculé que de coutume.

Les personnes ainsi conformées veulent-elles se mettre en marche, on les voit se dresser sur la pointe des pieds, incliner fortement la partie supérieure du tronc vers le membre qui doit supporter le poids du corps, détacher du sol le pied opposé et transporter péniblement ce poids d'un côté sur l'autre : en effet, chaque fois que ce transport a lieu, on voit distinctement la tête du fémur qui reçoit le poids du corps s'élever dans la fosse iliaque externe, le bassin s'abaisser, et tous les signes du déplacement devenir plus saillans de ce côté, tandis qu'ils diminuent sensiblement de l'autre, jusqu'au moment où ce membre reçoit à son tour le poids du corps; alors on voit les signes et les effets du déplacement s'y produire dans toute leur force, tandis qu'ils s'affaiblissent dans le membre opposé; c'est par cette succession d'efforts que le poids du corps est transmis d'un membre à l'autre alternativement. Il est de la dernière évidence que la cause de ces efforts, toujours pénibles, est dans le défaut de fixité de la tête des fémurs, dans le déplacement continuel que ces têtes subissent, et par suite duquel elles sont alternativement élevées et abaissées, suivant qu'elles sont chargées ou délivrées du poids du corps.

La manière dont s'exécute la marche simple pourrait porter à croire que la course et le saut doivent être encore plus difficiles chez les personnes affectées de luxation originelle ou congénitale. Il n'en est pourtant pas ainsi : en effet, dans ce mode de locomotion, l'énergie de la contraction musculaire et la rapidité du transport du poids du corps d'un membre à l'autre rendent presque insensibles les effets du défaut d'une cavité cotyloïde et de la fixité de la tête des fémurs. On remarque bien, il est vrai, dans la course, un balancement plus marqué des parties supérieures du corps, un mouvement plus grand du bassin en arc de cercle de chaque côté, en un mot, un travail plus pénible que de coutume dans le transport du poids du corps d'un membre à l'autre; mais tout ce qu'il y a de pénible dans la course disparaît, ordinairement, d'une manière plus complète encore dans le saut; celui-ci s'exécute un peu, comme chez certains animaux, dont le corps, dépourvu de membres, se fléchit d'abord pour se redresser ensuite à la manière d'un ressort comprimé, et s'élancer à une hauteur et à une distance plus ou moins grandes. Cependant une locomotion aussi pénible que l'est celle des individus dont nous parlons ne leur permet guère de faire de longs trajets; les déplacemens, les frottemens de la tête du fémur, et les balancemens incommodes du corps dans la marche, les efforts très grands des muscles, dans la course et le saut, ne tardent pas à entraîner une fatigue qui les oblige au repos, et cette fatigue se fait sentir d'autant plus promptement que le poids des parties supérieures est plus considérable.

Les personnes affectées de déplacement originel ou bien congénital du fémur passent-elles de la situation verticale à l'horizontale, et de l'état de contraction à l'état de relâchement complet des muscles, en un mot, se couchent-elles horizontalement sur le dos, on est étonné de voir les signes de leur infirmité s'affaiblir et s'effacer en quelque sorte, ce qui ne peut tenir qu'à ce que, dans cette situation de repos, les muscles cessent d'attirer en haut les fémurs, et le poids des parties supérieures du corps enfonce, à la manière d'un coin, le bassin entre les têtes de ces os.

Une chose achève de mettre hors de doute la vérité de cette explication et la nature de l'infirmité dont nous parlons; c'est qu'on peut, dans cette situation du corps, allonger ou raccourcir à volonté les membres affectés. Il suffit, pour les allonger, d'exercer de légères tractions sur l'extrémité des fémurs, et, pour les raccourcir, de les refouler vers le bassin; or, si l'on prend la crête de l'os des îles et le sommet des trochanters pour termes de comparaison, on peut aisément s'assurer que la tête des fémurs subit, dans ces expériences, un déplacement qui s'étend depuis un jusqu'à deux et même trois pouces, suivant l'âge, la taille et la constitution des individus, et principalement suivant l'étendue du déplacement des os; et l'on voit, par le fait de cet allongement et de ce refoulement alternatifs, les signes de ce déplacement paraître et se renouveler en quelques instans. Au reste tous ces déplacemens s'opèrent sans la moindre douleur et avec la plus grande facilité, ce qui, pour le dire d'avance, ne laisse aucun doute sur l'absence de toute espèce de maladie comme aussi de toute cavité propre à recevoir et à retenir la tête des fémurs. Telle est la manière d'être des personnes affectées de luxation congénitale.

Quelque importante que soit cette luxation par elle-même, elle l'est encore davantage sous le rapport du diagnostic; car, comme elle présente tous les signes de celle qui est la suite d'une maladie de l'articulation ilio-fémorale, elle a dû être et elle a toujours été confondue avec cette dernière, et, par une conséquence inévitable, elle a toujours été soumise aux mêmes traitemens, quoiqu'elle ne constitue qu'un vice de conformation, et tout au plus une infirmité.

Par suite de cette erreur de diagnostic, j'ai vu contraindre à garder, pendant plusieurs années, le repos au lit, des individus affectés de luxation originelle; j'en ai vu d'autres qu'on avait forcés à supporter des applications sans nombre, de sangsues, de vésicatoires, de cautères et surtout de moxas; j'ai vu, entre autres victimes de cette erreur, une jeune fille qu'on avait obligée, par une aveugle monomanie, à souffrir l'application de vingt-un moxas autour de la hanche; et, comme on peut bien le penser, sans que ces traitemens, inutiles ou barbares, eussent apporté aucun changement à la situation de ces infortunés. Il m'est arrivé de voir un cas plus rare, c'est celui d'une nourrice que des parens désolés accusaient injustement d'avoir causé, par incurie ou par brutalité, une luxation accidentelle sur une jeune enfant confiée à ses soins, et qui était venue au monde avec ce vice de conformation. J'ai vu un cas plus extraordinaire encore, c'est celui qu'offrit, il y a environ quinze ans, le corps de la victime d'un assassinat affreux, celui du nommé d'Autun. Son corps mutilé, défiguré et entassé dans un sac, restait inconnu malgré les plus actives recherches, lorsque le vice de conformation des hanches que je signalai à la justice aida à le faire reconnaître. L'histoire de sa vie, soigneusement scrutée, apprit qu'il n'avait jamais essuyé de maladie à la hanche, qu'il était venu au monde avec le vice de conformation qui avait aidé à le faire reconnaître après sa mort, malgré les horribles mutilations par lesquelles l'assassin avait espéré rendre sa victime méconnaissable.

L'absence de toute douleur, de tout engorgement, de tout abcès, de toute fistule, de toute cicatrice; l'existence simultanée d'une luxation de chaque côté; l'histoire des individus affectés de cette luxation; l'apparition des premiers signes de ce vice de conformation, dès les premiers pas qu'ont faits ces malades, le développement progressif de ces signes, à mesure que le poids des parties supérieures du corps a augmenté, sont autant de moyens certains de distinguer l'une de l'autre ces deux affections si analogues par leurs signes, si différentes par leur origine, leur nature et leur traitement.

En effet, les personnes affectées de luxation originelle ou congénitale n'éprouvent aucune douleur aux hanches non plus qu'aux genoux : elles ne ressentent que de la fatigue et de l'engourdissement lorsqu'elles ont trop exercé leurs membres inférieurs; il n'existe chez elles aucun engorgement autour de l'articulation ilio-fémorale; la saillie des grands trochanters et le volume plus considérable des chairs qui environnent le col du fémur, n'ont aucun des caractères d'un engorgement : ils sont l'effet de l'ascension de la tête de cet os le long de la fosse iliaque externe, et du mouvement qui a fait remonter les muscles, avec leurs attaches, vers la crête de l'os des îles; il n'existe aucun abcès, aucune fistule autour de l'articulation supérieure des fémurs; on ne trouve même aucun indice de cicatrice, et, par conséquent, rien qui puisse porter à croire qu'il a autrefois existé, dans ces parties, des abcès ou des fistules, suites très fréquentes de la maladie de l'articulation ilio-fémorale, lorsqu'elle s'est terminée par une luxation spontanée; enfin les deux hanches présentent toujours la même altération de forme, circonstance tellement rare dans la maladie de l'articulation supérieure des fémurs, qu'on peut presque la regarder comme caractéristique du vice de conformation dont nous parlons.

L'histoire des individus affectés de luxation originelle vient corroborer les preuves ci-dessus : elle dépose qu'ils n'ont jamais éprouvé de douleurs à l'articulation supérieure des fémurs non plus qu'au genou, d'impossibilité à mouvoir la première de ces articulations, d'allongement contre nature des membres inférieurs, de tuméfaction à la hanche, de fièvre, de raccourcissement subit des membres après un allongement plus ou moins grand, en un mot, aucun des symptômes de la douloureuse et cruelle maladie qui conduit ordinairement à la luxation spontanée des fémurs.

Cette histoire, suivie avec soin, ne conduit pas seulement à un résultat négatif : elle fait encore connaître, d'une manière positive, les premiers signes, les progrès, le développement et les effets de la luxation congénitale des fémurs. Si l'on est appelé de bonne heure à voir les enfans qui en sont affectés, on trouve, dès le moment de leur naissance, des indices de ce vice de conformation, tels que : largeur démesurée des hanches, saillie des trochanters, obliquité des fémurs, etc. ; mais, comme il arrive presque toujours que ces vices de conformation et les infirmités qui en sont le résultat n'attirent l'attention des parens qu'au moment où leurs enfans doivent se livrer aux premiers essais pour marcher, c'est alors seulement que, dans le plus grand nombre des cas, on est appelé à en constater l'existence. Alors les enfans ne peuvent pas ou ne peuvent que très difficilement se tenir sur leurs pieds, marcher ou courir; quelquefois même il arrive que des parens, peu soigneux et peu attentifs, imaginant que leurs enfans ne sont que retardés dans la marche, ne s'aperçoivent du mal qu'au bout de trois ou quatre ans, c'est-à-dire lorsque les défauts et les imperfections dans la forme et dans l'action des parties sont devenus tellement saillans qu'ils ne sauraient être raisonnablement attribués à aucun retard dans le développement des parties ou de leurs mouvemens.

C'est surtout lorsque le bassin commence à prendre plus

de largeur et que les enfans commencent à être forcés à des exercices plus longs et plus fatigans, que le mal devient plus apparent; c'est alors que le balancement de la partie supérieure du corps sur le bassin, que son inclinaison en avant, que la cambrure de la taille, la saillie du ventre, les mouvemens en arc de cercle des extrémités du diamètre transverse du bassin, que le défaut de fixité de la tête des fémurs, que les mouvemens alternatifs d'élévation et d'abaissement de cette tête le long de la fosse iliaque externe, etc., commencent à devenir très manifestes; mais la cause et la nature du mal restent encore inconnus, même au plus grand nombre des gens de l'art. Quelques-uns l'attribuent à un déplacement, par cause externe, qui s'est opéré, durant l'allaitement, par suite de chutes faites d'un berceau ou des bras d'une nourrice, ou par l'effet de tractions exercées sur les membres inférieurs, comme lorsqu'on soulève un enfant par une jambe ou une cuisse; d'autres l'attribuent à une affection de nature scrofuleuse qui, pendant la grossesse ou bien après la naissance, aurait entraîné l'usure des bords de la cavité cotyloïde ou celle de la tête du fémur, et, par suite, le déplacement de cette dernière. Il faut avouer que la constitution lymphatique et l'aspect rachitique de ces individus donnent quelque poids à cette opinion, et si nous avons adopté une opinion contraire, c'est que nous avons observé ce vice de conformation chez des enfans d'une constitution diamétralement opposée à celle-là, au moment même de leur naissance, et sans qu'il existât chez eux aucun signe de maladie; c'est enfin parce qu'il nous a été donné de disséquer les parties affectées et de leur trouver des formes et une organisation qui excluent l'idée d'une maladie actuelle ou bien antérieure.

Plus tard encore, c'est-à-dire lorsque chaque sexe commence à prendre des formes distinctives, l'accroissement du bassin, plus rapide et plus grand chez la fille que chez le garçon, rend aussi les effets du vice de conformation plus apparens chez elle; mais à l'époque où le bassin acquiert sa plus grande largeur, et les parties supérieures du corps leur plus grande pesanteur, les effets de la luxation congénitale s'accroissent rapidement et de manière à faire craindre le développement d'une maladie des hanches. Alors les yeux les moins attentifs sont avertis, et les doutes, s'il en existe encore, sont levés. Cet accroissement est marqué par l'inclinaison, de jour en jour plus forte, de la partie supérieure du corps en avant; par la cambrure des reins et la saillie du ventre sans cesse croissantes; par le mouvement continuel d'ascension des grands trochanters; par le balancement des parties supérieures du corps et par le mouvement latéral du bassin de plus en plus marqué, et s'il est permis de se servir de cette expression, par la *désarticulation* des fémurs chaque fois qu'ils ont à supporter le poids du corps.

Cet accroissement des symptômes est l'effet naturel et nécessaire de l'augmentation de pesanteur des parties supérieures du corps et de la largeur du diamètre transversal du bassin. Les parties supérieures, en pesant avec plus de force sur une articulation sans cavité, fatiguent les ligamens et les muscles, et tendent à faire remonter la tête des fémurs vers la crête de l'os des îles; et telle est l'étendue de ce mouvement ascensionnel, que nous avons vu les trochanters et la tête des fémurs remonter, dans l'espace de quelques années, dans la fosse iliaque externe, au point de venir presque toucher la crête de l'os des îles. La largeur du bassin, chez les femmes surtout, en mettant supérieurement un plus grand intervalle entre les têtes des fémurs, oblige ces os à prendre une plus grande obliquité pour leur permettre de se trouver inférieurement à la même distance, et cette obliquité rend encore plus fâcheux les effets du défaut de solidité dans l'articulation ilio-fémorale. Aussi voit-on les personnes qui ont pu, jeunes filles, marcher, courir et danser, plus âgées, devenir presque incapables d'aucun exercice violent. Cette difficulté devient d'une impossibilité absolue chez les personnes douées d'un grand embonpoint, chez les personnes hydropiques, et, surtout, chez les femmes enceintes.

Une chose digne de remarque est que ce qui se passe à l'extérieur du bassin n'influe en rien sur le développement de celui-ci, et qu'avant l'époque de la puberté, pendant cette époque et après qu'elle est passée, le bassin acquiert les dimensions les plus favorables à l'exercice des fonctions des viscères qu'il renferme, et qu'il est aussi propre à recevoir, à conserver et à transmettre le produit de la fécondation que chez les personnes les mieux conformées.

Les occasions de déterminer, par l'ouverture des corps, la nature de cette singulière espèce de luxation, sont fort rares; car, comme elle ne constitue pas une maladie et qu'elle ne cause aucun accident, comme elle ne constitue, ainsi que nous l'avons déjà dit, qu'une infirmité incapable d'entraîner la perte de la vie, il ne m'a été possible de l'étudier que chez un petit nombre d'individus qui avaient péri d'accidens ou de maladies étrangers à l'état de leur hanche. Voici ce que M. Dupuytren a observé sur ces sujets. Les muscles, tant ceux qui ont leur attache au-dessus que ceux qui l'ont au-dessous de la cavité cotyloïde, sont tous remontés ou entraînés vers la crête de l'os des îles. Parmi ces muscles, les uns ont un développement assez remarquable, les autres sont amoindris et comme légèrement atrophiés; les premiers sont ceux qui ont conservé leur action; les seconds ceux dont l'action a été gênée, restreinte ou bien empêchée par les changemens survenus dans la position et la forme des parties. Quelques-uns de ces derniers, ceux-là sans doute dont l'action a été le plus empêchée, sont réduits à une sorte de tissu *fibreux* et jaunâtre, où l'œil chercherait en vain une apparence *musculaire*.

La partie supérieure du fémur conserve dans toutes ses parties les formes, les dimensions et les rapports naturels, seulement le côté interne et antérieur de la tête de cet os a quelquefois un peu perdu de sa forme arrondie; ce qui paraît résulter des frottemens qu'elle a subis contre des parties qui n'ont pas été organisées pour la recevoir. La cavité cotyloïde de l'os des îles ou manque tout-à-fait ou n'offre, pour tout vestige, qu'une petite saillie osseuse, irrégulière, où l'on ne trouve aucune trace de cartilage diarthrodial, de capsule synoviale ou autre, de rebord fibreux, et qui est environnée de tissu cellulaire résistant, et couverte par les muscles qui viennent s'insérer au petit trochanter. Une fois, sur plusieurs sujets qu'il nous a été donné d'examiner, on a rencontré le ligament rond de l'articulation fort allongé, aplati supérieurement, et comme usé, dans certains points, par la pression et les frottemens de la tête du fémur. Celle-ci se trouve logée dans une cavité assez analogue à celle qui se développe autour de la tête du fémur dans les luxations accidentelles et non réduites de la partie supérieure de cet os en haut et en dehors. Cette cavité nouvelle, très superficielle et presque dépourvue de rebord, est située dans la fosse iliaque externe, c'est-à-dire au-dessus et en arrière de la cavité cotyloïde, à une hauteur proportionnée au raccourcissement du membre ou à l'ascension de la tête du fémur, ce qui est la même chose. En résultat, on trouve chez ces sujets ce qui se voit dans les cas de luxations accidentelles fort anciennes, avec cette différence pourtant que, chez ceux que nous examinons, tout semble avoir une date plus reculée, et avoir été disposé de la sorte originellement, ou du moins dès les premiers temps de la vie.

Quelle peut donc être la cause d'un déplacement sans maladie qu'on ait pu observer, et sans violence qu'on ait pu constater? Ce déplacement serait-il le produit d'une maladie survenue au fétus dans le sein de sa mère, et guérie avant sa naissance? Serait-il le résultat d'un effort ou d'une violence qui aurait fait sortir la tête du fémur de la cavité cotyloïde, et cette dernière se serait-elle oblitérée sans maladie, et seulement parce qu'elle serait restée sans emploi et par conséquent inutile; la nature aurait-elle oublié de creuser une cavité pour la tête des fémurs, ou bien cette cavité, qui résulte du concours et de la réunion des trois pièces dont se compose l'os des îles, serait-elle restée imparfaite par suite de quelque obstacle à l'évolution des os, ainsi que M. Breschet est porté à le croire?

Je n'ai à proposer aucune opinion sur des questions aussi difficiles à résoudre; je me bornerai à faire de courtes remarques sur chacune des explications que je viens de mettre en avant.

On sait que le fétus, pendant le temps qu'il reste dans le sein de sa mère, peut être atteint de plusieurs maladies qui doivent suivre leur cours et se terminer par la guérison ou par la mort, avant la naissance. Il se pourrait donc qu'une maladie de l'espèce de celles qui entraînent la luxation spontanée du fémur, eût produit le déplacement dont nous parlons; néanmoins plusieurs circonstances répugnent à cette explication; et d'abord, tous les individus sur lesquels ce déplacement a été observé étaient bien portans lorsqu'ils sont venus au monde, ce qui ne permet guère de supposer qu'ils eussent souffert d'une maladie aussi grave que celle qui entraîne la luxation spontanée du fémur; ensuite on n'a observé, au moment de leur naissance non plus qu'après ce temps, aucun des engorgemens, des abcès, aucune des fistules et des douleurs qui accompagnent et qui suivent si généralement ces sortes de maladies.

Ce déplacement ne serait-il pas plutôt le résultat d'une violence qui aurait obligé la tête du fémur à sortir de la cavité cotyloïde? En un mot, ce déplacement serait-il accidentel et analogue par sa nature, si ce n'est par sa cause spéciale, à ceux qui se font pendant la vie, à la suite de chutes, d'écarts, etc.? Mais quel serait, dans cette hypothèse, l'effort ou la violence qui aurait pu produire un tel déplacement? Qu'il me soit permis de faire, sur ce sujet, une remarque qui pourrait donner quelque probabilité à cette explication. Cette observation est que la position des membres inférieurs du fétus, pendant qu'il est contenu dans la matrice, est telle, que ses cuisses sont fortement fléchies sur le ventre; que les têtes des fémurs font continuellement effort contre la partie postérieure et inférieure de la capsule de l'articulation; que cet effort continuel, sans effet chez des individus bien constitués, peut bien en avoir chez d'autres moins bien constitués, et dont les tissus sont moins résistans. En admettant ce fait, on conçoit que la partie postérieure et inférieure de la capsule de l'articulation, obligée de céder et de laisser passer la tête du fémur, permette à une luxation de s'opérer; et dès lors il suffit, pour concevoir le déplacement en haut et en dehors, de se rappeler que les plus puissans des muscles qui environnent l'articulation supérieure des fémurs tendent constamment à faire remonter dans ce sens la tête de ces os dès qu'elle est sortie de la cavité cotyloïde.

La luxation des fémurs serait-elle enfin le résultat d'un obstacle à l'évolution, c'est-à-dire au développement de l'os des îles?

M. Breschet pense, d'après ses propres recherches et d'après celles de plusieurs anatomistes modernes sur les évolutions de l'embryon et du fétus, particulièrement sur celles du système osseux, que les points les derniers développés sont ceux où doivent exister soit des cavités, soit des éminences, et ceux surtout où plusieurs pièces osseuses se réunissent. Or, c'est sur les points par lesquels les pièces osseuses se touchent pour se confondre plus tard, qu'on observe les vices de conformation par défaut de développement. On sait que la cavité cotyloïde se compose de trois pièces, et que la formation de cette cavité appartient à une des dernières époques de l'ostéose. On sait aussi que le bassin est très tardif dans son développement. Les viscères contenus dans la cavité pelvienne et ses parois elles-mêmes recevant des branches vasculaires distinctes de celles des membres inférieurs qu'on doit considérer comme la continuation du tronc artériel, il se peut que par l'effet de circonstances inconnues jusqu'ici, le développement du bassin soit en retard et ne se trouve plus en rapport avec celui des fémurs; alors ces os seraient portés dans le point le plus déprimé de la face extérieure de l'os des îles et se placeraient dans la fosse iliaque externe.

Dans les trois hypothèses précédentes, le déplacement de la tête des fémurs ne serait que congénital; dans celle qu'il nous reste à examiner, il serait originel et daterait de la première organisation des parties. Il est, quoi qu'en aient dit quelques personnes, des vices de conformation originels et qui tiennent à un défaut dans l'organisation des germes. Le vice de conformation qui nous occupe ne pourrait-il pas, comme tant d'autres, tenir à une cause de ce genre? Dans cette hypothèse, on concevrait très bien et le déplacement simultané des deux fémurs, chez le plus grand nombre des individus observés, et la santé parfaite dont ils jouissent au moment de leur naissance, et l'absence complète de tout travail, de tout symptôme de maladie, antérieure ou bien actuelle, tant autour de la tête du fémur que dans la cavité cotyloïde.

Quoi qu'il en soit, on se consolerait aisément de ne pas connaître la cause de ces déplacemens si l'on connaissait les moyens de les faire cesser, ou du moins de pallier leurs mauvais effets; malheureusement il n'en est pas ainsi, et ces déplacemens ne comportent ni remède curatif, ni même de palliatif bien efficace. A quoi serviraient des tractions exercées sur les membres inférieurs? En supposant que, par ce moyen, on pût ramener ces membres à leur longueur, n'est-il pas évident que la tête des fémurs, ne trouvant aucune cavité disposée pour la recevoir et capable de la retenir, le membre perdrait, dès qu'on l'abandonnerait à lui-même, la longueur qu'on lui aurait rendue par l'extension?

Les remèdes palliatifs sont plus rationnels, et ils ont peut-être moins d'inefficacité que les remèdes curatifs. Qu'on se rappelle la tendance naturelle qu'ont les têtes des fémurs à remonter le long des fosses iliaques externes, et que la cause de ce mouvement ascensionnel est, d'une part, dans le poids du corps qui tend sans cesse à abaisser le bassin entre les fémurs, et, d'une autre part, dans l'action des muscles qui tend sans cesse à faire remonter les têtes de ces derniers le long des os des îles, et l'on concevra sur quelles indications doit être fondé l'usage des remèdes palliatifs. On concevra dès lors qu'il faut, autant que faire se peut, empêcher le poids du corps de porter, de peser sur une articulation à laquelle il manque une cavité, et l'action musculaire de s'exercer sur le fémur que rien ne retient et n'empêche de s'élever le long de la fosse iliaque externe. Le repos est donc un premier moyen d'empêcher la tête des fémurs de s'élever, comme elle fait quelquefois, jusque vers la crête de l'os des îles; et l'attitude qui convient le mieux au corps en repos, est l'attitude assis, dans laquelle le poids des parties supérieures porte, non plus sur les articulations ilio-fémorales, mais sur les tubérosités de l'ischion. Par suite de ces motifs, il convient de conseiller aux personnes du peuple qui sont affectées de cette infirmité, des professions qu'elles puissent exercer étant assises, et l'on conçoit qu'une profession qui les obligerait à se tenir debout ou à marcher continuellement, serait, avec leur conformation, un contre-sens très dangereux.

Mais on ne saurait condamner à un repos éternel les personnes affectées de ce genre d'infirmité. Il fallait donc trouver des moyens de diminuer pour elles les inconvéniens de la station, ceux de la marche et des exercices divers auxquels elles peuvent se livrer. L'expérience ne m'a fait trouver, jusqu'à ce moment, que deux moyens propres à atteindre ce but important : le premier consiste dans l'usage journalier, hors le temps des sueurs et hors le temps des règles, de bains par immersion, sans cesse répétés, de tout le corps, y compris la tête, qu'on a soin d'envelopper de taffetas vernissé, dans de l'eau simple ou salée, mais froide, absolument froide, pendant trois ou quatre minutes de durée, chaque fois, sans plus. Ces bains ont pour effet de fortifier les parties qui environnent l'articulation accidentelle, et, en augmentant leur résistance, de s'opposer au mouvement ascensionnel des têtes des fémurs.

Le second consiste dans l'usage constant, du moins pendant le jour, d'une ceinture qui embrasse le bassin, qui emboîte les grands trochanters, et les maintienne à une hauteur constante, qui fasse de ces parties mal affermies un tout plus solide, et empêche la vacillation continuelle du corps sur des articulations sans cavité. Pour remplir toutes ces indications, la ceinture dont je conseille l'usage doit être construite suivant certaines règles. Celles auxquelles j'ai été conduit sont les suivantes : elle doit être placée sur la partie rétrécie du bassin qui existe entre la crête de l'os des îles et les trochanters; elle doit occuper toute la hauteur de cet espace, et pour cela, elle ne doit pas avoir moins de trois ou quatre travers de doigt de largeur, suivant l'âge et la taille des individus. Cette ceinture doit être bien rembourrée en coton ou en crin et être revêtue en peau de daim, afin qu'elle ne puisse pas blesser les parties auxquelles elle doit être appliquée; des goussets étroits et très superficiels doivent être creusés sur la face interne de son bord inférieur, de chaque côté, pour recevoir et retenir les trochanters, sans les loger en entier. Des boucles et des courroies, placées à ses extrémités et dirigées en arrière, doivent servir à la fixer autour du bassin; surtout de larges sous-cuisses rembourrés et revêtus comme la ceinture elle-même, mais élargis et un peu creusés vis-à-vis des tubérosités de l'ischion, doivent maintenir cette ceinture à une hauteur constante et l'empêcher d'abandonner l'espace précis sur lequel elle doit se trouver toujours appliquée.

Jamais on ne réussit sans doute par ces moyens à dissiper complètement les incommodités de la luxation originelle ou congénitale de la tête des fémurs; mais on parvient au moins à mettre un terme à leur accroissement, et à rendre supportables les mauvais effets qu'on n'a pu détruire; quelques malades ont fourni à cet égard à M. Dupuytren des preuves irrécusables; car, comme fatigués par la pression de la ceinture, ils avaient pris le parti de la quitter, ils ont bientôt été obligés d'y revenir, parce qu'ils n'avaient, sans elle, ni solidité dans les hanches, ni assurance dans la marche.

La luxation originelle ou congénitale des fémurs n'est pas aussi rare qu'on pourrait le croire. M. Dupuytren en a observé une vingtaine d'exemples dans l'espace de dix-huit ans, époque à laquelle remonte la première observation de ce genre qu'il a faite. Une dernière remarque, qui n'est pas sans intérêt, est que presque tous les individus affectés de cette luxation sont du sexe féminin; en effet, sur les vingt personnes que M. Dupuytren a observées, deux ou trois, tout au plus, appartenaient au sexe masculin. Or, on ne saurait admettre que le hasard qui se joue souvent, il est vrai, de nos calculs et de nos combinaisons soit la seule cause de cette disproportion; mais en l'admettant comme constante, quelle cause peut rendre le sexe féminin plus exposé à la luxation congénitale que l'autre sexe? Il faut avouer qu'on n'en saurait fournir aujourd'hui une raison satisfaisante; on n'en pourrait donner, tout au plus, qu'une raison générale : c'est que les vices de conformation sont, d'après une observation constante, beaucoup plus communs dans le sexe féminin que dans l'autre. Il est à souhaiter que les observations ultérieures auxquelles ce mémoire de M. Dupuytren ne saurait manquer de conduire, fournissent un jour l'explication de cette particularité, et viennent compléter ce qui manque à nos connaissances.

Depuis la publication de son mémoire, M. le professeur Dupuytren a pensé qu'on pourrait soumettre à l'action de notre machine oscillatoire les jeunes malades affectés de luxation originelle ou congénitale des fémurs, et les résultats ont répondu à son attente. C'est ainsi qu'il a fait placer dans notre établissement orthopédique de Chaillot une jeune enfant de huit à neuf ans, et M. Dupuytren a constaté après quelques semaines de l'emploi de ce moyen, que les deux membres avaient pris leur longueur et leur rectitude naturelles, ce qui n'est pas difficile à concevoir d'après ce qui a été rapporté dans ce chapitre. Ce n'est pas sans un grand étonnement qu'au bout de trois à quatre mois de l'extension continue avec mouvemens oscillatoires, il a vu persister pendant plusieurs semaines la majeure partie des effets produits par ce moyen. On ne saurait, il est vrai, conclure d'un seul fait de l'utilité de l'extension continue dans les luxations originelles ou congénitales des fémurs; mais cette observation est importante par elle-même et peut le devenir bien plus encore par les conséquences qu'elle peut avoir en soumettant à l'usage du même moyen d'autres personnes atteintes du même genre de déplacement des os des cuisses.

Nous ferons remarquer que l'emploi de ce moyen ne peut convenir qu'à de jeunes sujets, et qu'il serait sans aucune efficacité si l'on voulait recourir à ce moyen sur des adultes ou des vieillards. Nous saisirons cette occasion pour donner l'histoire d'un cas de cette espèce que M. Breschet, chirurgien ordinaire de l'Hôtel-Dieu, a observé dans son service, où le malade était entré, pour une affection très ancienne et très grave des voies urinaires.

Castel (Jean-Baptiste), âgé de soixante-quatorze ans, était affecté depuis un grand nombre d'années d'un catarrhe vésical purulent, avec gonflement de la prostate et rétrécissement de l'urètre sur plusieurs points. Il entra à l'Hôtel-Dieu, le 23 février 1818, pour s'y faire traiter d'un énorme abcès urineux et d'une rétention d'urine. Mais l'ancienneté, la gravité de sa maladie et l'âge du malade, furent des circonstances qui ne permirent pas d'obtenir la guérison, et malgré les soins les plus attentifs et les plus éclairés qui lui furent prodigués par MM. Dupuytren et Breschet, ce malade succomba.

Nous ne rapporterons ici que ce qui est relatif à l'affection dont nous faisons l'histoire. Cet homme, de petite taille, maigre, était surtout remarquable par le peu de longueur de ses cuisses, par l'élévation des trochanters, par la saillie de ces épiphyses sous la peau, et par leur éloignement de l'os des îles, selon le diamètre transversal du bassin et leur rapprochement de la crête des os coxaux. Les fesses offraient un aplatissement complet, de la flaccidité et une grande étendue d'un côté à l'autre. Le pli de la fesse était plus haut que d'ordinaire; mais ce qu'il y avait de plus remarquable, c'est l'étendue transversale de ces parties. Cette différence dans ce diamètre et dans la saillie dépendait sans doute de ce que les grands trochanters sont dirigés en dehors et en arrière, mais bien au-dessous de la partie moyenne du bassin, étaient ici portés directement en dehors, et les têtes des fémurs reçues dans les cavités cotyloïdes n'étaient chez ce sujet en rapport qu'avec une surface plane ou presque plane, c'est-à-dire que l'os était dans le point où le bassin a sa plus grande étendue transversale.

Castel, dont on avait, avant la formation des abcès urineux, observé la marche, présentait tous les signes de la luxation en haut et en dehors des deux côtés; la pointe du pied était tournée en dedans, ainsi que tout le membre; impossibilité d'éloigner un membre de l'autre; saillie à travers la peau des adducteurs fortement prononcée, amaigrissement du membre dans le reste de son étendue, exiguité des cuisses par rapport à la stature et à la longueur des jambes, saillie de l'abdomen; la tête portée en arrière, ainsi que les épaules, pour contre-balancer le poids du tronc; grande difficulté de fléchir la cuisse sur le bassin, difficulté qui nuit à la progression, et que Castel diminuait en portant le corps très en arrière en s'appuyant sur le membre opposé, afin d'éloigner autant qu'il le pouvait les attaches des muscles fléchisseurs de la cuisse, pour transporter le membre détaché du sol sur un autre point, le bout du pied portant le premier, par les extrémités des orteils.

Ce malade, interrogé avec soin par M. Dupuytren, dit bien avoir fait une chute dans son enfance, mais déjà il était affecté de cette infirmité. Il racontait que dès sa jeunesse il essuyait les sarcasmes de ses camarades au sujet de sa démarche en se *dandinant*. Un chirurgien, le père Potentin, à La Rochelle, consulté par ses parens, leur répondit judicieusement qu'il était né mal conformé. Divers renseignemens pris sur ce malade confirmèrent ce qu'il avait avancé.

A sa mort, qui eût lieu après quelque séjour à l'Hôtel-Dieu, M. Caillard fut chargé de préparer sur le corps de Castel les articulations et les muscles qui les environnent.

Le grand fessier était extrêmement aminci, ses fibres avaient éprouvé une transformation graisseuse; elles étaient écartées et leurs intervalles étaient remplis par du tissu cellulaire graisseux, jaunâtre, presque liquide. Quelques mouvemens que l'on imprimât aux fémurs en les faisant tourner en dedans ou en dehors, on ne parvenait pas à tendre ses fibres; le petit fessier avait presque entièrement disparu, il était refoulé en haut d'un côté (le gauche) par une bourse fibreuse, et du côté droit par le rebord épais de la cavité anormale. Quelques fibres courtes, décolorées, le constituaient. Le moyen fessier seul avait conservé toute sa force et son volume, et contrastait singulièrement avec les précédens par sa coloration et son épaisseur; son attache supérieure était marquée par de fortes rugosités osseuses qui en augmentaient la solidité; les autres muscles n'offraient qu'une grande obliquité de bas en haut et de dedans en dehors, surtout le muscle carré, qui, au lieu d'être transversal comme dans l'état naturel, était très oblique de bas en haut et de dedans en dehors; son attache externe était beaucoup plus élevée que l'interne, à raison de l'ascension du fémur. Les muscles psoas et iliaques réunis avaient une direction oblique en dehors, et se contournaient en arrière et en haut à leur extrémité inférieure, pour aller s'insérer au petit trochanter. Le muscle du fascia lata était situé sur un plan plus antérieur qu'à l'ordinaire; le reste des muscles de la cuisse avait participé à l'émaciation, si l'on doit en excepter les adducteurs, auxquels on voyait leur volume ordinaire.

Le système osseux du bassin avait subi quelques altérations dans la forme des os qui le composent; ils offraient en général des traces de déviation. Les os des îles étaient fortement convexes en dehors; leur crête était contournée en dedans; les fosses iliaques, très profondes, étaient excessivement amincies et réduites, dans presque toute leur étendue, à un feuillet mince et fragile. Les diamètres du bassin avaient également éprouvé quelques changemens; ainsi, le diamètre antéro-postérieur ou sacro-pubien n'avait que deux pouces, mais le diamètre transversal offrait au moins neuf pouces; et, d'un grand trochanter à l'autre, on comptait de treize à quatorze pouces.

Du côté gauche, l'ancienne cavité n'offrait pas plus d'un pouce d'étendue dans son plus grand diamètre; elle était peu profonde, rugueuse, remplie d'une substance graisseuse, jaunâtre, et presque de la consistance de l'huile; elle présentait à peu près une forme ovale. La fosse iliaque externe offrait au-devant de l'échancrure sciatique une dépression large, peu profonde, recouverte ou tapissée, dans l'état frais, par un périoste épais, luisant, ayant presque l'aspect d'un cartilage articulaire; ce lieu était destiné à être contigu à la tête du fémur.

Cette tête, diminuée de volume, un peu aplatie, inégale, ne présentant aucune trace de l'insertion du ligament interne, était encroûtée d'un cartilage articulaire, mais plus mince que dans l'état naturel.

La capsule fibreuse articulaire formait une véritable bourse dont les points d'insertion étaient aux bords supérieur et inférieur de l'ancienne cavité. Cette bourse remplaçait une cavité osseuse de ce côté, et permettait par sa longueur l'ascension de la tête du fémur dans la dépression dont on vient de parler. Le trajet qu'elle permettait de parcourir pouvait avoir trois pouces d'étendue. Son épaisseur était de deux lignes environ, sa densité presque cartilagineuse.

Du côté droit, l'ancienne cavité était un peu plus grande; l'intérieur présentait le même aspect que l'autre. La fosse iliaque externe, au lieu d'offrir comme le côté opposé une simple dépression, présentait ici, devant le grand trou sciatique, vers le niveau de l'espace compris entre l'épine iliaque antérieure et supérieure et l'épine iliaque antérieure inférieure, une large et profonde cavité à rebord osseux fortement marqué, rugueux, inégal. La tête du fémur est ici plus volumineuse que de l'autre côté, elle a davantage conservé sa forme; elle est comme l'autre encroûtée d'un cartilage articulaire imparfait, et l'intérieur de ces articulations est tapissé par une membrane synoviale. Ici le ligament orbiculaire est moins épais qu'à gauche, quoique son étendue ne se borne pas seulement au pourtour de la cavité anormale. Mais, de ce côté, la tête du fémur, arrivée au rebord osseux, y trouve un solide point d'appui, tandis qu'à gauche la force extrême de la bourse fibreuse borne seule l'ascension des membres par sa résistance au poids du corps.

Une chose à remarquer, c'est le grand écartement qui existe entre la dernière vertèbre lombaire et la facette articulaire du sacrum. Cet intervalle était d'un pouce au moins; l'on se rappelle les mouvemens étendus qu'exécutait Castel dans la progression, en portant le tronc en arrière et en avant alternativement.

Il arrive le plus ordinairement que cette luxation a lieu des deux côtés; mais cependant il existe des exemples de luxation d'un seul côté.

Mademoiselle F...., âgée de huit ans, d'une constitution faible, d'un tempérament lymphatique, vint à la consultation publique de l'Hôtel-Dieu, le 31 août 1821.

Dès que cette enfant commença à marcher, ses parents s'aperçurent qu'elle boitait. Elle n'avait pas fait de chute ni reçu de coups dans la hanche lorsqu'elle était en nourrice. Divers moyens furent employés et n'eurent aucun effet. Lorsque cette petite fille est debout, on est frappé d'abord de la gracilité du membre inférieur gauche, de la différence qui existe entre la forme et le volume des deux fesses ; celle du côté gauche est renflée supérieurement et arrondie inférieurement; on est aussi frappé de la saillie du grand trochanter en haut et en dehors, et de la direction oblique des fémurs. La colonne vertébrale offre une forte cambrure; la tête est portée en arrière, comme pour compenser les effets de la transposition du centre des mouvemens; le ventre est saillant, le genou et la pointe du pied sont tournés en dedans, le jarret et le talon en dehors. Lorsque mademoiselle F... marche, on la voit transporter son tronc d'une hanche sur l'autre; il lui est très difficile de pouvoir courir, sauter, etc.

Mademoiselle F.... a, on n'en saurait douter, une luxation originelle ou congénitale du fémur. Cette observation offre ceci de remarquable, c'est qu'ordinairement, ainsi que nous venons de le dire, le vice de conformation existe des deux côtés, quelquefois, il est vrai, à des degrés différens, tandis que chez mademoiselle F.... il n'existe que d'un seul côté.

Mademoiselle T.... de J.... vint au monde à terme le 5 janvier 1812. Au moment de sa naissance on ne s'aperçut d'aucun vice de conformation dans les extrémités inférieures. A l'âge de six mois elle eut une forte gourme à la tête qui ne tarda pas à se dissiper; un mois après cette éruption, cette jeune enfant eut le croup, sa dentition se fit sans accident, et elle fut envoyée en nourrice. A quatorze mois on voulut lui faire faire les premiers essais de la marche: ce fut alors seulement qu'on s'aperçut qu'en marchant elle balançait son corps d'une hanche sur l'autre; que le poids du corps, au lieu de reposer sur toute la plante du pied, n'appuyait que sur la pointe, qui était dirigée en dedans, ainsi que les genoux, tandis que les talons et les creux des jarrets, élevés, étaient portés en dehors, que les membres inférieurs se détachaient difficilement du sol, et que la petite malade éprouvait de la peine à écarter les cuisses.

Dès cet instant les parens consultèrent divers praticiens; une multitude de remèdes furent conseillés, employés, mais sans le moindre avantage; des fumigations aromatiques, des frictions, des lotions, des bains fortifians, furent mis en usage ; un régime tonique fut prescrit.

Ces moyens furent employés pendant long-temps. La petite malade grandit, et l'affection fit également des progrès : la colonne lombaire devint saillante en avant; poussés par la déformation de la colonne, les viscères abdominaux proéminèrent en avant.

Ce ne fut qu'en 1821 que M. Dupuytren fut consulté pour la première fois. La malade, âgée alors de neuf ans, se trouvait dans l'état suivant :

Les membres inférieurs, portés en dedans, étaient remarquables par leur brièveté et leur maigreur; leur direction était oblique, de sorte qu'écartés à leur partie supérieure, leur partie inférieure était très rapprochée, et qu'elle avait presque de la tendance à se croiser. Les grands trochanters étaient saillans en haut et en arrière, le pied était fortement cambré ; la poitrine faisait saillie en avant, ainsi que le ventre; la partie supérieure du corps se portait en arrière.

Ces symptômes s'observaient surtout lorsque mademoiselle T.... était debout ; mais était-elle couchée, le poids du corps n'appuyant plus sur les fémurs, ceux-ci pouvaient reprendre leur place, et l'on voyait aussitôt cesser tous les symptômes qu'offraient la transposition en arrière de la tête des fémurs.

Une chose fort remarquable et fort extraordinaire, c'est que mademoiselle T.... pouvait marcher, courir, sauter tout comme un autre enfant.

Si l'on se rappelle la facilité avec laquelle, dans la plupart des cas, la tête du fémur remonte dans la fosse iliaque externe, on concevra facilement comment la personne appelée pour donner des soins doit les diriger, afin de s'opposer à cette ascension. En effet, dans cette affection, la tête du fémur n'est pas reçue dans une cavité articulaire profonde, où elle trouverait un point d'appui immobile. Au contraire, on voit partout ici que rien ne borne la tendance de la tête du fémur dans son ascension vers la crête de l'os des îles, si ce n'est la résistance offerte seulement par la capsule fibreuse; car on doit bien remarquer qu'il n'existe dans cet endroit qu'une simple dépression.

C'est d'après la connaissance de cette disposition que l'on doit diriger le traitement de cette infirmité, traitement qui ne peut être le plus souvent que palliatif, puisque la cavité naturelle n'existe plus ou n'a plus les dimensions nécessaires pour admettre l'extrémité supérieure de l'os de la cuisse. M. Dupuytren prescrit d'abord des bains froids par immersion de la totalité du corps dans de l'eau simple froide ou de l'eau salée, la tête ayant été préalablement recouverte d'un bonnet de taffetas vernissé. Ces bains sont répétés tous les jours, et chaque immersion est de trois ou quatre minutes au plus. Ces bains sont employés dans le but de fortifier les parties qui environnent l'articulation accidentelle, et les rendre plus capables de résister à l'effort continuel des fémurs à remonter par le poids du corps, qui semble comme s'enfoncer entre les cuisses.

M. Caillard-Billonnière, dans une dissertation fort bien faite qu'il vient de soutenir devant la Faculté de Médecine de Paris [1], rapporte une observation intéressante sur l'heureuse application de notre mécanisme à extension et à mouvemens oscillatoires, dans le traitement de l'affection congénitale dont nous parlons.

« Avertis par la publication du mémoire de M. Dupuytren sur la luxation originelle ou congénitale des fémurs, MM. Lafond et Duval ont eu l'heureuse idée de soumettre à l'extension continue, dans leur maison d'orthopédie de Chaillot, une jeune enfant de huit à neuf ans, affectée de déplacement congénital du fémur de l'un et l'autre côté, et M. Dupuytren a constaté qu'après quelques semaines de l'emploi de ce moyen, les deux membres avaient repris leur longueur et leur rectitude; mais ce n'est pas sans un grand étonnement qu'au bout de trois ou quatre mois de l'exten-

(1) *Dissert. sur les luxations originelles ou congénitales des fémurs.* Paris, 1828, n° 233.

sion continue, il a vu persister, pendant plusieurs semaines, la majeure partie des bons effets produits par ce moyen. On ne saurait, il est vrai, conclure d'un seul fait l'utilité de l'extension continue dans les déplacemens originels des fémurs; mais ce fait est important par lui-même et peut le devenir bien plus encore par les conséquences qu'il peut avoir [1]. »

A cette observation dont parle M. Caillard, nous pouvons en ajouter une seconde qui est plus récente.

Mademoiselle A..., âgée de neuf ans, a été soumise à notre observation, dans notre établissement, pendant l'année 1828; elle avait un de ces déplacemens congénitaux des fémurs décrits par M. Dupuytren : voici quel était son état :

Elle avait une taille ordinaire pour son âge, était fortement constituée, et jouissait d'une bonne santé.

La cambrure des lombes, la saillie des fesses en arrière, le balancement latéral du corps, donnait à sa démarche une certaine ressemblance avec celle du canard. La station et la progression d'ailleurs étaient peu assurées.

En examinant les hanches, on remarquait les phénomènes suivans :

(1) *Dissert. sur les luxations originelles ou congénitales des fémurs*, par Abr.-Jacq. Caillard-Billonnière, page 23.

La fesse était saillante, le grand trochanter rapproché de l'épine antérieure et supérieure de l'os iliaque, et l'on sentait dans la fosse iliaque externe, lorsque le pied était tourné en dedans, une tumeur dure formée évidemment par la tête du fémur; dans l'état ordinaire, toutefois, le membre conservait sa rectitude naturelle, et il pouvait exécuter également des mouvemens de rotation en dehors.

Lorsque l'on tentait d'allonger le membre, le grand trochanter s'abaissait, ainsi que toute l'extrémité supérieure du fémur, en faisant entendre souvent et assez distinctement une sorte de crépitation, résultant du frottement de surfaces dures et lisses.

Ces phénomènes s'observaient des deux côtés.

Le mémoire de M. Dupuytren parut à cette époque, et vint détruire nos incertitudes sur le diagnostic de ce singulier vice de conformation; je dis nos incertitudes, parce que la maladie étant congénitale, nous n'avions encore osé nous prononcer sur sa nature, bien que les signes des luxations en haut et en dehors nous eussent mis sur la voie. Après la lecture de ce mémoire, il fut évident pour nous que nous avions affaire à un double déplacement congénital des fémurs en haut et en dehors, qu'il s'était établi une fausse articulation au moyen de laquelle tous les mouvemens étaient exécutés, que cette articulation, cependant, n'était pas tellement solide, qu'elle pût s'opposer à l'allongement du membre.

La facilité avec laquelle les membres pouvaient être allongés nous donna l'idée d'essayer, par une douce tension, à maintenir la tête du fémur au niveau des cavités cotyloïdes : une ceinture placée sur les hanches poussait en bas les extrémités supérieures des fémurs, tandis qu'une traction exercée sur les pieds concourait au même but, en même temps que le tronc était fixé à la partie supérieure du lit extenseur; dans la station et la marche, le corps étant toujours supporté par des béquilles. Quelque succès nous engagea à continuer ces moyens pendant assez long-temps; mais n'obtenant pas tout ce que nous avions espéré d'abord, et la malade étant fort indocile, nous discontinuâmes le traitement. Nous dirons néanmoins que cette jeune personne marchait beaucoup mieux lorsqu'elle sortit de notre établissement. Il est probable que cette amélioration est due aux bains froids, aux bains salés ou sulfureux, aux douches toniques administrées localement, aux exercices gymnastiques, auxquels elle se livrait avec passion, mais surtout à l'action de la mécanique à extension oscillatoire.

Cette malade nous a été adressée par M. le docteur Fournier-Deschamps.

Ce dernier fait nous conduit à parler ici d'une affection

que notre maître, M. A. Dubois, a eu l'obligeance de nous faire observer, en confiant à nos soins, pour être soumis à notre mécanique à extension oscillatoire, un jeune homme âgé de douze ans.

Nous profiterons de la circonstance pour témoigner toute notre gratitude au digne professeur de qui les premières leçons ont dirigé nos études chirurgicales, et à l'homme excellent de qui les conseils nous ont toujours suivi, depuis cette époque, avec une persévérance d'amitié dont nous devons nous honorer.

CHAPITRE VII.

De l'écartement de la symphyse du pubis.

(Exstrophie ou extroversion de la vessie, de M. Chaussier; diastécystie, de M. Breschet [1].)

M. H...., âgé de douze ans, a passé cinq mois dans notre établissement orthopédique, pour se faire traiter d'une difformité congéniale que nous allons décrire.

Cette difformité affectait le système excréteur de l'urine et les os environnans:

La symphyse pubienne offrait un écartement d'environ deux pouces. A travers cet écartement on ne sentait aucune résistance, et la vessie faisait hernie à travers, de sorte qu'à la place de la symphyse se remarquait une tumeur oblongue, molle, et qu'au toucher on reconnaissait n'être formée que par la peau et une faible épaisseur de tissus sous-cutanés. Cette tumeur était réductible, plus saillante et plus tendue, lorsque la vessie était pleine d'urine; le canal de l'urètre était sous la peau dorsale de la verge. Ce canal

(1) Voyez son *Traité des Maladies des Enfans.*

ne paraissait formé que par une simple gouttière recouverte par la peau seulement; le méat urinaire était large et la fente comprenait toute l'épaisseur de l'extrémité du gland. M. H.... retenait difficilement son urine, il était toujours mouillé, cependant l'incontinence d'urine était incomplète.

Les moyens de guérison employés contre cette difformité, ont été un bandage, composé de deux pelotes montées sur deux verges d'acier mobiles l'une sur l'autre et permettant le rapprochement et l'écartement des pelotes; au moyen de ce bandage on rapprochait les os des hanches sur lesquelles les pelotes étaient appliquées.

Un autre appareil se composait d'un lit sur lequel était une ceinture qui entourait le bassin, et au moyen d'un appareil oscillatoire on exerçait d'un côté à l'autre une pression alternative plus forte et plus faible.

Ces moyens ont été insuffisans sans doute, par l'impossibilité de remédier complètement à une difformité congéniale, et encore plus par l'indocilité du jeune malade: on a obtenu peu de succès, mais il est certain que par l'usage continuel de ce bandage tout-à-fait mécanique, le poids du tronc tendra moins à écarter antérieurement les symphises sacro-iliaques, et les divers exercices du corps seront rendus plus faciles et plus assurés.

Nous ne pouvons pas prétendre à guérir par nos moyens orthopédiques le vice de conformation dont l'observation précédente est un exemple remarquable, parce qu'il y a dans la disposition des organes manque d'une partie de la vessie, mais nous pouvons espérer rapprocher peu à peu les portions horizontales des os pubis et favoriser leur union ou symphise, d'où résulterait la solidité du bassin sur lequel les membres abdominaux pourraient alors trouver un point d'appui suffisant pour exécuter convenablement les mouvemens et la station sur les pieds.

Quelques considérations, sur le vice de conformation, que j'emprunterai à un article de M. Breschet, le feront mieux connaître et rendront le traitement plus facile et plus rationnel [1].

Il en est à peu près de ce vice de conformation comme de l'*épispadias*; avec cette différence, cependant, que les annales de la science renferment depuis long-temps un grand nombre d'observations d'extroversion de la vessie. M. le professeur Chaussier désigne indifféremment, sous le nom d'*exstrophie* ou d'*extroversion de la vessie*, l'altération dont nous allons tracer les principaux caractères.

Les enfans portent quelquefois, en naissant, à la région

(1) Voyez le *Traité des maladies des enfans*, par M. Breschet.

pubienne, une tumeur rouge, molle, plus ou moins volumineuse, à laquelle on distingue deux petites ouvertures, qui sont les extrémités des uretères, et par lesquels l'urine suinte continuellement. Si la tumeur a un petit volume, sa surface est inégale, bosselée, et ressemble, sous ce rapport, à une mûre, ou plutôt à une framboise; elle est unie, lisse, et comme bilobée si son volume est plus considérable. Une douce compression fait successivement diminuer cette tumeur, qui paraît rentrer dans l'abdomen et disparaître au point de ne laisser au dehors qu'une ouverture arrondie, placée au bas de l'abdomen entre les muscles droits (sterno-pubiens, Ch.), dont les bords sont formés par la peau, qui y est adhérente. Lorsqu'on cesse de comprimer, la tumeur reparaît; son volume augmente par les efforts de toux, d'éternuement, de vomissement, par les cris, enfin par toutes les fortes contractions du diaphragme. Ces derniers caractères lui donnent quelque analogie avec les hernies.

L'examen anatomique des parties a fait connaître que, dans ce vice de conformation, la vessie est à nu; que sa partie antérieure est ouverte et détruite, et que la postérieure est renversée de manière à présenter au dehors sa face interne recouverte par la membrane muqueuse. Ce renversement de la vessie forme, en arrière, une poche où les intestins peuvent s'engager; la vessie représente alors une espèce de sac herniaire, et cette tumeur vésicale s'échappe de l'abdomen à travers un écartement accidentel des muscles droits (sterno-pubiens, Ch.). Le plus souvent, à la naissance de l'enfant, elle n'excède pas le volume d'une cerise ou d'une mûre, mais elle devient plus considérable avec l'âge; et, dans une fille adulte, dont M. le professeur Chaussier donna la description, en 1780, à la Société royale de médecine, il vit cette tumeur arrondie, large de quatre-vingt-quinze millimètres, former, à la surface de l'abdomen, une saillie de plus de quarante millimètres; et l'ouverture qui donnait issue à cette poche membraneuse contenait une portion d'intestin qui s'y était engagée.

Dans ce genre d'altération, l'orifice urétral de la vessie est oblitéré, les os pubis sont disjoints et plus ou moins écartés l'un de l'autre, l'ombilic est placé plus bas qu'à l'ordinaire, quelquefois même il est entièrement caché par la tumeur, ce qui a fait croire à quelques médecins que les enfans étaient nés sans cordon ombilical. Une observation consignée dans l'ouvrage de Stalpart Vander Wiel démontre que cet écrivain a commis l'erreur dont nous parlons. En 1686, il fit, avec Ant. Nuck, l'examen du corps d'un enfant de six jours, lequel portait, à l'hypogastre, une tumeur arrondie, rouge, proéminente, comme divisée par son centre, et qui tenait à la peau de l'abdomen. L'ombilic manquait, mais il paraissait être suppléé par les vaisseaux ombilicaux qui se rendaient à la base de la tumeur. Vers ce même point, cette tumeur offrait deux ouvertures à un travers de doigt de distance l'une de l'autre, qui pouvaient recevoir un stylet de médiocre grosseur. L'urine sortait continuellement par ces deux parties. L'ouverture du cadavre fit voir que les uretères, très dilatés, se rendaient à la vessie urinaire, laquelle était renversée et absolument sans cavité, formant la tumeur rouge à l'extérieur. *Vesica urinaria omninò plana collapsa, in se invicem compressa, et nullo modo concava.* A la racine du gland était un corps dur, glanduleux, où l'on distinguait que les canaux déférens venaient se terminer, sans qu'on reconnût aucun indice d'existence des vésicules spermatiques.

Le plus souvent, l'extroversion de la vessie se trouve réunie à une disposition vicieuse dans la conformation des organes génitaux; ce qui peut quelquefois induire à erreur sur le véritable sexe de l'enfant.

M. le professeur Chaussier assure que c'est dans les mâles que la déformation des parties génitales est le plus remarquable; le pénis est court, sans urètre; quelquefois il est élargi et creusé en gouttière à sa face supérieure; souvent le scrotum est rapetissé, vide, les testicules restent dans l'abdomen, ou sont arrêtés au-dessus de l'anneau sus-pubien. Dans les femelles, la vulve conserve à peu près la forme qui lui est naturelle, seulement l'éminence sus-pubienne est entièrement effacée; mais lorsque les filles attaquées de ce vice de conformation sont parvenues à l'âge adulte, il peut arriver que, dans un effort, l'utérus soit tout-à-fait déplacé, et que son col sorte par l'orifice du vagin, et fasse à l'extérieur une saillie plus ou moins considérable, qui pourrait encore faire naître des doutes sur le véritable sexe de la personne, accident qui est arrivé à la jeune femme dont M. Chaussier a publié l'histoire.

Ce vice de conformation appartient-il à l'organisation primitive, ou résulte-t-il de quelque accident ou d'une altération survenue au fœtus renfermé dans l'utérus? On voit quelquefois, sur des fœtus à terme, une tumeur à la région des pubis, immédiatement située sous la peau, formée par la vessie qui proémine comme une hernie, et passant à travers un écartement des deux os pubis et des muscles droits (sterno-pubiens) : ces cas peuvent faire connaître d'une manière précise comment se forment ces extroversions de vessie. On a pensé que le premier état de ces vices de conformation est la tumeur non ouverte, formée par la vessie, dont nous venons de parler, et que plus tard il s'y fait une ouverture, soit par la distension, soit par quelques mouvemens du fœtus; la paroi postérieure de la vessie n'étant plus soutenue dans sa position primitive, est nécessairement affaissée, puis poussée, renversée en dehors; et, par une suite également nécessaire, cette extroversion de la vessie amène l'oblitération de l'orifice urétral. Ainsi, dit M. Chaussier, le merveilleux s'évanouit par l'observation, le rapprochement, la comparaison des différens cas; et sans doute un jour on parviendra à reconnaître que tous ces vices de conformation congéniale, quelque extraordinaires qu'ils paraissent, ne sont ni des jeux, ni des bizarreries de la nature, comme le disent quelques gens bizarres, et qui ne savent pas que la nature ne joue point, mais suit des lois constantes; qu'ils ne sont point l'effet du hasard, de l'imagination des mères ou d'une organisation primitivement défectueuse du germe, comme l'ont dit quelques autres; mais que tout dépend d'une altération dans la nutrition, dans les propriétés vitales, souvent produite par quelque maladie, et d'autres fois par quelque cause accidentelle que l'on reconnaîtra lorsqu'on examinera les faits sans prévention, et que l'on connaîtra mieux l'ordre, le mode de formation, de développement des différens organes du fœtus.

Les détails que nous venons de donner sur l'extroversion de la vessie prouvent que ce vice de conformation congénial apporte avec lui une grande incommodité; c'est l'incontinence d'urine. Dans les observations qui ont été publiées, et dont nous allons donner l'extrait de quelques-unes, on voit que l'urine sortait goutte à goutte par les deux petites ouvertures qui se trouvent à la base de la tumeur, que ce liquide salissait les vêtemens, donnait à tous les individus affectés de ce vice une odeur urineuse qui rendait leur approche désagréable, et qu'il se formait sur les parties génitales et sur les cuisses un dépôt de matière blanche, comme terreuse, qui n'était que les sels contenus dans l'urine. Cette incontinence force les sujets mâles à porter des jupons; et dernièrement nous avons observé un cas de ce genre sur un jeune homme de treize à quatorze ans, qui était venu consulter un de nos plus habiles chirurgiens de la capitale. Pour remédier à cette incontinence, ce chirurgien avait l'intention de porter dans les uretères, dont les orifices paraissaient sur la tumeur, des sondes d'argent ou de gomme élastique, qu'il aurait fait pénétrer assez profondément; et lorsque les parties auraient été habituées à la présence de ces corps étrangers, il aurait fait communiquer l'extrémité externe ou le pavillon de ces sondes avec un petit réservoir ou urinal fait en cuir bouilli ou en caoutchouc, et soutenu à l'aide d'une ceinture ou d'un bandage de corps. Mais l'enfant ne voulut point se soumettre à cette opération très simple, qui n'avait de douloureux que les premières introductions des sondes, à la titillation desquelles les uretères se seraient accoutumés, comme on le voit arriver pour l'urètre, dans les cas de rétrécissement de ce canal.

Jurine, savant professeur de Genève, a inventé une machine pour diminuer les incommodités inhérentes à la diastécystie. Par cette machine, il parvient, dit-il, à mettre les malades à l'abri des douleurs occasionnées par le contact de leurs vêtemens, et des désagrémens constans causés par l'incontinence d'urine. Le moyen qu'il emploie est une cuvette d'argent doré qui couvre, sans la toucher, la paroi convexe de la vessie, et qui, en diminuant de largeur, s'adapte parfaitement sur le contour du pubis, dont elle suit la forme et l'inflexion jusque près de l'anus. Dans la partie la plus basse de cette cuvette, plus ou moins convexe, selon les organes de la génération qui existent, se trouve une ouverture un peu évasée, en forme d'entonnoir, qui se termine à l'extérieur par un écrou ou un petit ressort, sur lequel se monte fort aisément une vessie de gomme élastique, armée d'un tube courbé, aussi d'argent doré, et destiné à recevoir l'urine.

M. Desgranges, célèbre praticien de Lyon, a publié, dans le *Journal de médecine* du mois de mars 1788 et de mai 1792, une observation dans laquelle on voit qu'André

Bonn, savant professeur d'anatomie et de chirurgie à Amsterdam, avait tenté avec succès l'opération dont nous venons de parler, et avait ainsi allégé l'infirmité du malheureux dont nous allons tracer succinctement l'histoire. Mathieu Isem, de Cologne, âgé de vingt-un ans, de petite stature, avait les jambes arquées en dehors, peu de barbe, et une voix d'un timbre ordinaire. On observait au-dessus des os pubis une tumeur, communément du volume d'une grosse pomme-reinette, transversalement aplatie, dont la surface était d'un rouge vif, un peu grenue, et sensible au toucher. Au premier coup d'œil, elle paraissait d'une nature spongieuse, ayant cependant de la consistance; elle n'était pas réductible par le taxis. Sur les parties latérales et déclives de la tumeur, on remarquait deux conduits dont les orifices étaient mollasses et dilatés, par où découlait sans cesse et involontairement l'urine. Un stylet boutonné, légèrement courbé à son tiers supérieur, pénétra avec aisance de quatre pouces de profondeur du côté gauche, et de près de cinq du côté droit. La tumeur, le matin au sortir du lit, était petite, du volume seulement d'un marron; au milieu du jour, et vers le soir principalement, lorsque Isem avait beaucoup fatigué, elle était grosse comme le poing. Fixée précisément au-dessus des os pubis, elle appuyait par en bas, et se reposait sur la verge, adhérant dans tout son contour aux enveloppes du bas-ventre, où l'on voyait une peau mince et blanche comme une cicatrice. La symphyse des os pubis a paru à quelques personnes distendue, entr'ouverte, et Isem lui-même assurait que, dans la marche, il sentait la rencontre ou le choc de ses os; cependant, la marche de ce jeune homme était ferme et assurée. La tumeur ne paraissait pas creuse ou *cystique*, ni servir de réservoir à l'urine; on voyait ce liquide continuellement suinter des deux orifices sus-mentionnés. Le pénis était court, ayant à peine deux pouces dans l'état de flaccidité, et tout au plus trois quand il était dans une demi-érection, la seule qu'il pût atteindre, au rapport du malade. Le gland était sans cesse découvert : au-dessous se trouvait le frein ou filet bien distinct qui y fixait une petite portion de tégumens comme un reste de prépuce. Sa forme était aplatie; il n'avait point d'ouverture; mais il paraissait être partagé en deux, offrant à droite et à gauche un lobe, et au milieu une face plate, rougeâtre, sensible, qui régnait tout le long du pénis supérieurement, où se remarquait un sillon qui semblait un urètre ouvert. Avec quelque attention que l'on ait examiné, on n'a pu y découvrir ni conduits, ni lacunes, ni cavités sensibles. En abaissant le pénis pour l'écarter de la tumeur, on apercevait la sinuosité qui les séparait, et en y promenant une sonde, on ne pénétrait nulle part. Le raphé manquait absolument, excepté près du filet, dans l'étendue d'un pouce. Le scrotum était dans l'état ordinaire, renfermant deux testicules, dont les cordons un peu gros faisaient une saillie au-dehors. Une machine présentant un bec d'aiguière écrasé, conduisant dans un réservoir, recevait l'urine, et préservait ce jeune homme de l'incommodité que produisait auparavant l'écoulement habituel de ce liquide. Lorsque Isem se présenta, en 1781, à Bonn, il portait des habits de femme, qu'on lui fit quitter, en lui donnant l'urinal solide dont nous venons de parler, lequel avait dans son fond un robinet qui permettait de faire couler l'urine à volonté. Ce réservoir était ingénieusement imaginé, autant pour garantir la tumeur de toute pression extérieure, que pour recevoir au-dessous du scrotum le liquide qui le mouillait. La tumeur, rouge, grenue, contractile, saignait au moindre attouchement, et toute sa surface sécrétait une mucosité très visqueuse. M. Desgranges n'avait pas découvert, à Mathieu Isem, de trace d'ombilic, et il compare son observation à celle de Stalpart Vander Wiel, qui rapporte qu'en 1683 on faisait voir à La Haye un enfant de quinze mois, auquel on n'avait trouvé aucune trace de cordon ombilical ni de nombril; mais à sa place on apercevait, dans la région hypogastrique, près des os pubis, une grande tache rouge et ronde, couverte d'une peau fine, et percée de deux trous par où l'urine s'écoulait. Cet enfant est mort à l'âge de trois ans. M. Desgranges déduit de cette prétendue absence de l'ombilic, que le fœtus renfermé dans le sein de sa mère tirait sa nourriture de la liqueur de l'amnios, dans laquelle il nageait. Bonn, qui avait observé le même individu, avait reconnu une cicatrice vers la partie gauche de la tumeur, qui désignait le lieu de l'insertion du cordon ombilical. Il avait également observé que les os pubis étaient écartés, et paraissaient ne tenir ensemble que par le commencement du corps caverneux. En introduisant les doigts dans l'anus, on sentait distinctement le défaut de symphyse entre les pubis.

Pour ne laisser aucun doute sur la vraie nature de cette conformation vicieuse, on n'a, dit Bonn, qu'à inciser sur un cadavre les tégumens depuis l'ombilic jusqu'au pudendum, diviser la symphyse des pubis, la peau, le prépuce, le corps caverneux et le gland, en ouvrant l'urètre seulement; on fendra ensuite le col de la vessie et la partie antérieure de cet organe pour en faire un canal continu; alors, si l'on renverse ce sac musculo-membraneux, et que l'on amène dans l'écartement des pubis sa paroi postérieure et inférieure, où se trouve l'insertion des uretères, on obtiendra artificiellement la difformité dont nous parlons. Dans les cadavres des enfans, on peut obtenir cette extroversion en introduisant par le vagin, si c'est une fille, par le rectum, si c'est un garçon, un stylet recourbé que l'on dirige contre la paroi postérieure de la vessie, pour la pousser renversée à travers la coupe extérieure. Ce que nous venons de dire fait assez connaître la nature de ces tumeurs, pour qu'on ne continue pas à les regarder comme de véritables fongus, et surtout pour qu'on se garde de les traiter comme tels, en y appliquant des caustiques ou l'instrument tranchant, ainsi que plusieurs personnes l'ont conseillé.

Quoique l'extroversion de la vessie ait été signalée et décrite depuis très long-temps par Vander Wiel, qui en a donné plusieurs observations, par Antoine Nuck et par Nathanael Highmore, cependant ce n'est que depuis les travaux de Bonn, Tenon, Desgranges, Castéra, Thiébault, Labourdette, Dupuytren, Chaussier, Pinel et Percy, qu'on a des idées bien exactes sur la nature de ce genre de difformité. Stalpart Vander Wiel est un des premiers auteurs qui aient appelé l'attention des médecins sur cette altération organique; Thomas Bartholin dit que Jean Van Horne trouva sur une jeune fille que les uretères venaient se terminer vers la partie moyenne du pubis, où l'on voyait un corps glanduleux et charnu duquel l'urine coulait continuellement. Gérard Blasius raconte qu'un homme de trente-cinq ans, dont la santé avait toujours été bonne, urinait avec difficulté et d'une manière qui n'est pas ordinaire. A sa mort, lorsqu'on l'examina, on ne trouva point de vessie; les uretères, très dilatés, semblaient se terminer aux environs de l'union des os pubis, puis ils se rapprochaient, se réfléchissaient pour aller s'ouvrir vers l'ombilic, par une très petite ouverture par laquelle, le jour comme la nuit, l'urine s'écoulait involontairement. Blasius ne dit pas qu'il eût, vers l'hypogastre, aucune espèce de tumeur fongueuse. Ce genre de vice de conformation ne serait donc pas tout-à-fait celui dont nous parlons, et il ne faudrait pas les confondre ensemble, ainsi que cela a été fait par quelques modernes. Nathanael Highmore nous a conservé l'histoire d'un enfant de neuf à dix ans qui n'avait *point de nombril,* mais qui offrait vers l'hypogastre une place rouge, grenue, par où l'urine distillait goutte à goutte.

En 1701, une femme de la ville de Sens accoucha d'un enfant qui n'avait pas de pénis, mais seulement, en son lieu et place, une petite éminence un peu aplatie, au-dessus et à côté de laquelle il y avait une chair fongueuse de la largeur d'un *écu blanc* et de l'épaisseur d'un travers de doigt, ronde et élevée; l'ombilic n'était pas au milieu du ventre, où il se trouve ordinairement, mais au-dessus du pénis, tout auprès de cette chair fongueuse. Cette petite éminence était percée de deux petites ouvertures par où l'urine sortait.

Dans le mois de novembre 1731, une femme accoucha d'un enfant dont le cordon ombilical était attaché au bord supérieur d'un trou profond qui perçait le péritoine précisément au-dessus des os pubis; il en sortait une masse de chair spongieuse, sur laquelle on observait deux papilles par lesquelles l'urine s'écoulait sans discontinuer; mais lorsque l'enfant criait, elle sortait avec la même impétuosité que le sang sort par l'ouverture d'une petite artère; le pénis, peu développé, était aplati, imperforé; le scrotum, très ridé, contenait les testicules; la distance entre le scrotum et l'anus paraissait plus grande que d'ordinaire, et les os pubis semblaient plus longs et plus aplatis que dans les autres enfans.

En 1756, le docteur Goupil, médecin à Argentan, inséra dans le *Journal de Médecine* l'histoire d'un enfant de douze à treize ans, qui portait sur le milieu du pubis une tumeur ovale de la grosseur d'un œuf de poule, dont la peau était tendue, rouge, et comme enflammée, mais sans une sensibilité très vive; au côté gauche de cette tumeur était une fente oblique longue d'environ quatre lignes: c'est par cette ouverture que l'urine s'écoulait goutte à goutte comme d'un alambic. Sur la tumeur existait une ouverture transversale; il en sortait de l'air avec bruit, et quelquefois des gaz de mauvaise odeur, mais il n'y passait jamais d'excrémens. Immédiatement sous cette ouverture se trouvait une seconde tumeur; celle-ci paraissait être le pénis, dont le gland était aplati, découvert et imperforé. Plus bas, on voyait le scrotum, dans lequel il n'y avait point de testicules. L'anus, placé plus en devant qu'il ne devait être, ne formait qu'une très petite ouverture.

Louis Lémery a communiqué, en 1741, à l'Académie des sciences, l'observation d'une fille chez laquelle il ne paraissait aucun organe de la génération; elle avait seulement de la gorge, et, au-dessous de l'ombilic, une tumeur grosse comme une pomme, percée de petits trous en forme d'arrosoir, par lesquels s'écoulait l'urine.

Au mois de février 1761, Tenon fit voir, à l'Académie des sciences, un homme âgé de trente-sept ans, qui lui avait été adressé par Bourgelat; cet homme avait sur les os pubis une tumeur à peu près de la grosseur d'un œuf d'oie, rouge, grenue, excoriée dans quelques endroits, et partout extrêmement sensible; le grand diamètre de cette tumeur s'étendait de gauche à droite; elle s'élevait du milieu d'un enfoncement presque quadrangulaire, et, vers sa partie inférieure, on observait deux petits trous, placés l'un à droite, l'autre à gauche, par lesquels l'urine s'écoulait involontairement; le nombril n'était pas à sa place ordinaire, mais situé immédiatement au-dessus des os pubis, où on le distinguait par une espèce de petit pli à la peau, en forme de croissant, placé au-dessus de la tumeur; sous celle-ci était une espèce de pénis long d'un pouce et demi, fendu en dessus dans toute sa longueur, ainsi que l'urètre, qui s'y trouvait placé au lieu d'être en dessous, comme il arrive ordinairement; et ce canal, ainsi ouvert, n'aboutissait à aucune cavité. On sentait au tact, dans les plis de la peau situés dans les aines, deux corps de la forme et du volume des testicules, à chacun desquels se rendait un cordon; dans le pli de l'aine gauche, on observait de plus une hernie qui rentrait à la moindre compression, et dans l'endroit où aurait dû être le scrotum il n'y avait qu'une peau dure, gercée et comme chagrinée. Cet homme ne paraissait avoir rien d'efféminé; ses muscles étaient gros et forts; il était extrêmement barbu et d'un poil noir; sa voix, qui était une taille faible, avait été d'abord, à l'ordinaire, un fausset; elle mua à l'âge de dix-huit ans, et devint rauque, comme la voix devient en ce cas; mais cette raucité, qui se dissipe ordinairement, subsista; ce qui donnerait lieu de présumer qu'il resta dans l'état de puberté commençante; il se portait bien, et n'avait jamais été malade qu'une fois; il était ordinairement relâché, mangeait et buvait fort peu, et presque toujours sans appétit et sans soif; sa mémoire, son esprit et ses sens, si on en excepte celui du goût, étaient excellens; il n'avait jamais senti aucun désir des femmes, et il assurait que l'espèce de pénis qu'il avait, dans aucune circonstance, n'offrait cet orgasme propre à cette partie.

Le second fait, publié par Tenon, est sur un enfant âgé de deux mois, qui n'avait aucune ouverture au pénis; cet organe était comme divisé en deux têtes à son extrémité, l'une formée par les corps caverneux, et l'autre par le gland; à la racine du pénis, on observait un enfoncement oblong, placé précisément au-dessus du pubis, dans lequel se trouvait un corps membraneux de la grosseur et de la figure d'une mûre, plissé et brun; deux lignes au-dessus de ce corps était un bouton cutané, gros comme un pois, et on remarquait sur les côtés deux tumeurs qui bordaient l'enfoncement oblong dont nous venons de parler; le scrotum, les testicules et les vaisseaux spermatiques étaient dans leur état naturel, si ce n'est que les vaisseaux déférens se terminaient, chacun de leur côté, dans le bassin, à deux tubercules blancs qui ne paraissaient avoir, ni médiatement ni immédiatement, aucune communication au dehors. A l'ouverture du cadavre de cet enfant, Tenon chercha inutilement la vessie; pour s'assurer de l'endroit où elle pouvait être, il souffla par les uretères, persuadé que par ce moyen il allait la faire gonfler; mais il fut bien surpris de voir que le vent s'échappait par deux petits trous situés à droite et à gauche de cette tumeur externe et membraneuse, que nous avons dit ressembler à une mûre. Il soupçonna aussitôt que cette tumeur pouvait être une portion de la vessie qui formait là une hernie, et dont le reste avait été détruit ou ne s'était pas développé. Pour s'en éclaircir, il suivit avec attention les artères, les veines ombilicales et l'ouraque, toutes parties qui aboutissent à la vessie, et il trouva qu'effectivement elles se rendaient à la tumeur membraneuse, comme dans l'état ordinaire, avec cette différence que l'ouraque aboutissait à ce bouton cutané placé au-dessus du pubis. Tenon reconnut par ce moyen que l'ombilic, au lieu d'être situé à l'ordinaire, était seulement placé plus bas, ce qui rendait les artères ombilicales et l'ouraque plus courts qu'ils ne devaient être naturellement, et la veine ombilicale, qui doit se terminer au foie, beaucoup plus longue.

L'autre enfant, âgé de trois mois lorsqu'il mourut, offrit à Tenon les mêmes phénomènes, à cela près que tous les organes de la génération manquaient; il n'y avait ni prostate, ni vésicules spermatiques, ni pénis, ni scrotum. Tenon trouva seulement, dans deux plis formés par la peau des aines, un testicule de chaque côté, pourvu d'un épididyme et d'un canal déférent; mais celui-ci se terminait en dedans à un tubercule blanc sans cavité et sans issue. Dans l'observation du sujet adulte, on a remarqué les phénomènes suivans : lorsque cet homme n'avait ni bu ni mangé depuis dix ou douze heures, et qu'il s'était un peu reposé, il sortait, pendant l'espace de deux minutes, environ sept gouttes d'urine de l'extrémité de l'uretère gauche, et environ six gouttes de celle de l'uretère droit. Lorsqu'il s'agitait en marchant ou en faisant quelque exercice du corps, il sortait de l'un et de l'autre uretère de six à douze gouttes d'urine par minute; peut-être qu'un exercice plus long ou plus violent en aurait fait sortir davantage. Environ une demi-heure après avoir bu une demi-bouteille de vin blanc que Tenon lui fit prendre comme diurétique, les gouttes augmentèrent en nombre et en volume; il en sortait sept à huit de suite par chaque uretère, mais toujours plus du gauche que du droit, et elles faisaient une saillie avant de se détacher, sans cependant former encore un jet : ce jet vint ensuite, et dans le fort de la sécrétion les gouttes s'allongeaient en filet continu, qui s'élançait à la distance d'environ six lignes; enfin, dans l'espace d'une heure et demie, il avait rendu par les uretères, d'abord une urine blanche, séreuse et fort peu odorante, ensuite une urine plus chargée, et le tout égalait à peu près les trois quarts de la demi-bouteille qu'il avait bue il y avait deux heures. La même chose n'arrivait pas lorsque ce n'était que de l'eau qu'il avait bue; le cours et la quantité de l'urine n'augmentaient pas à beaucoup près aussi rapidement. Il se passait quelquefois une heure et demie avant qu'on remarquât une accélération sensible dans le cours de l'urine. Ces observations, d'autant plus intéressantes qu'elles ont été faites sur un sujet d'ailleurs très sain, font voir, dit l'historien de l'Académie, qu'on peut, sans avoir besoin d'aucune des hypothèses proposées, expliquer l'émission prompte et abondante de l'urine, et la différence entre la première urine claire et celle qui vient ensuite plus colorée. Il n'est donc nullement nécessaire d'admettre des canaux inconnus ou de croire à la porosité de la vessie, pour expliquer la promptitude avec laquelle l'urine coule dans certains cas, et la différence de sa couleur. Ces faits suffisent sans doute pour faire connaître les vrais caractères de la diastécystie; nous pourrions certainement en rapporter un plus grand nombre si ce livre comportait ce genre d'érudition; nous ne nous sommes permis de transcrire ces faits principaux que pour donner à la description que nous avons faite de l'extroversion de la vessie toute la clarté et toute la vérité que demande l'histoire d'une affection peu connue ou qu'on ne trouve point dans les ouvrages didactiques.

Nous terminerons ce chapitre par deux observations qui nous ont été communiquées.

Madame H..., a eu trois accouchemens : les deux premiers ont été heureux, et les enfans qui en provinrent étaient d'une bonne conformation ; il n'en fut pas de même, sous ce dernier rapport seulement, pour le troisième accouchement. L'enfant vint à terme le 26 juillet 1815 ; la tête, la face, le thorax et les membres pectoraux n'offraient rien de remarquable. La partie supérieure de l'abdomen était déprimée, l'inférieure présentait l'état suivant : la peau de la région hypogastrique paraissait manquer dans un point ; elle formait un bourrelet rouge, de deux lignes d'étendue, autour d'une tumeur qui dépassait son niveau de trois pouces environ, et qui paraissait être formée par le péritoine épaissi ; cette tumeur avait trois pouces, à peu près, dans tous les sens, et paraissait contenir une portion des intestins. A la partie inférieure de cette même tumeur, et vers l'aine gauche, on apercevait un prolongement d'un pouce et demi de long, presque semblable au pis d'une vache, mais dépouillé, rouge et grenu, avec un orifice par où s'échappait le méconium. Un peu plus à droite, se trouvait une autre exubérance, de quelques lignes seulement, percée de plusieurs trous, par lesquels coulait continuellement l'urine. Plus loin encore, et dans la même direction, on distinguait le cordon ombilical, très délié. A droite du pubis on voyait un repli de la peau qu'on aurait pris pour une portion de la vulve.

Une tumeur oblongue, de trois pouces et demi à quatre pouces de long sur deux à trois de large, occupait la fesse gauche. Les membres inférieurs étaient très maigres.

Le 29 juillet, on procéda à l'ouverture du cadavre de cet enfant : on ouvrit la tumeur, dont le péritoine formait l'enveloppe; les viscères qui y étaient parurent en très bon état; une sonde introduite dans l'orifice du prolongement qui présentait à son extrémité l'espèce d'anus dont on a parlé, conduisit à un intestin très grêle qui parut être l'extrémité du colon descendant. La cavité pelvienne était très petite, on n'y a trouvé aucune trace des organes génitaux, ni du rectum : au lieu de vessie existaient deux petits renflemens formés par l'extrémité inférieure des uretères, qui se rétrécissaient ensuite, pour aller se terminer aux petits tubercules dont nous avons parlé.

La tumeur de la fesse étant ouverte, il en sortit une livre d'urine environ. L'intérieur de cette tumeur était lisse, la membrane interne était formée par l'uretère gauche, dont une petite ouverture, qui se trouvait à sa partie inférieure, communiquait avec le renflement du côté gauche que nous venons de décrire. Le sacrum, déprimé et porté en devant, diminuait d'une manière très notable la cavité du bassin.

Le repli de la peau, que nous avons dit ressembler à une

portion de la vulve, n'était formé intérieurement que par du tissu lamineux très dense.

Joseph Gouget, âgé de onze ans et demi, entra, le 7 septembre 1810, à l'hôpital des Enfans malades, pour y être traité d'une tumeur blanche qu'il portait au genou gauche. Il offrait, dans les organes génito-urinaires, un vice de conformation. La vessie, manquant de paroi antérieure, elle se présentait au-dessus des pubis sous la forme d'une surface déprimée, circulaire, de la grandeur d'un écu de six francs, formée par une membrane muqueuse d'un rouge assez vif, laquelle se continuait insensiblement avec les tégumens des parois abdominales.

La cicatrice de l'ombilic, située beaucoup plus bas que dans l'état ordinaire, marquée par quelques petits plis de la peau, occupait la partie supérieure de cette surface, où se trouvaient inférieurement deux tubercules mous, rouges aussi, cachant les orifices des uretères. Une bandelette demi-circulaire, blanchâtre, tapissée de même par la membrane muqueuse, moins colorée en cet endroit, répondait en haut, par sa concavité, à cette portion de vessie; en bas elle se continuait par sa convexité, avec un pénis imparfait, formé seulement par un gland aplati, uni, sans ouverture, et par un prépuce qui n'existait qu'en dessous; à la base de ce gland était un petit tubercule blanchâtre, alongé, rudiment de la crète urétrale. Dans l'état ordinaire, cette verge se trouvait redressée et appliquée entre les deux tubercules des uretères; on pouvait facilement la renverser en tirant sur le prépuce; au-dessous, un scrotum petit, ridé, d'une couleur brune, se continuant de chaque côté avec deux saillies oblongues. De ces deux saillies, la gauche offrait un volume supérieur à celui de la droite; elles étaient formées par l'extrémité interne des pubis, écartées l'une de l'autre d'environ deux pouces. L'écartement de la symphyse variait par la mobilité des os coxaux; les testicules formaient une saillie que l'on sentait facilement à travers les tégumens; l'anus se trouvait plus en avant que de coutume.

Pendant la vie de cet individu, on a fait plusieurs remarques relatives à ce vice de conformation; mais on n'avait du tirer que très peu de renseignemens de ce malade, qui était idiot, et qui répondait à peine aux plus simples questions; il avait un caractère maussade, il criait et pleurait à la moindre contrariété, ce qui le tirait d'un état d'assoupissement dans lequel il était presque toujours plongé. Lorsque l'on touchait, même légèrement, la surface muqueuse et les deux tubercules des uretères, il se plaignait, et assurait qu'il souffrait beaucoup; l'urine suintait sans cesse de dessous ces deux tubercules, et se répandait sur ses vêtemens; mais lorsqu'il venait à contracter ses muscles abdominaux, quand il criait, par exemple, la surface de la vessie, presque plane habituellement, devenait convexe, l'urine sortait en bien plus grande abondance, sans cependant offrir des jets sensibles. Le matin, au moment du réveil, l'urine coulait aussi plus copieusement que de coutume. On n'a rien remarqué de particulier dans les propriétés physiques de l'urine, et jamais la verge n'a été vue en érection. Cet enfant, en s'aidant de béquilles, marchait assez facilement sur le membre sain. Il mourut le 6 avril 1811, sept mois après son entrée à l'hôpital, à la suite de la suppuration de la tumeur de l'articulation pour laquelle il avait imploré les secours de l'art.

A l'examen du cadavre, on vit que la membrane muqueuse adhérait assez intimement, au moyen d'un tissu cellulaire dense, à un autre tissu comme fibreux, dans lequel on chercha en vain des fibres charnues. A l'endroit des tubercules des uretères, cette adhérence était moins prononcée; les deux reins étaient assez volumineux; la membrane interne du rein gauche parut phlogosée; le bassinet et l'uretère de ce rein étaient dilatés, remplis d'un fluide blanchâtre, puriforme, qu'une légère pression faisait couler facilement par l'orifice extérieur. Pendant la vie de cet individu, on n'a jamais vu ce fluide sortir de l'uretère. Le rein droit était sain; l'uretère, du même côté, quoique dilaté, l'était cependant beaucoup moins que le précédent, et contenait une petite quantité d'urine. Les deux uretères se rétrécissaient sensiblement en pénétrant, à un pouce de distance environ l'un de l'autre, la face postérieure de cette portion de vessie. On pouvait facilement s'apercevoir de ce rétrécissement au moyen d'un stylet un peu gros et mousse, introduit par une ouverture faite à l'uretère, et que l'on faisait sortir par l'orifice extérieur. La face postérieure de cette portion de vessie, assez rugueuse, offrait supérieurement une dépression en forme de croissant répondant à la veine ombilicale, qui ne présentait rien de particulier, si ce n'est plus de longueur que dans l'état habituel, l'ombilic étant beaucoup plus bas. L'ouraque et les artères ombilicales n'ont pu être découverts. Les muscles sterno-pubiens, très écartés l'un de l'autre à cause de la disparition des pubis, embrassaient les côtés de cette vessie imparfaite. La ligne blanche abdominale, occupant l'intervalle de ces muscles, se trouvait avoir une très grande largeur, surtout en bas; les deux saillies extérieures furent ouvertes. La gauche, qui était beaucoup plus volumineuse, comme il a été dit, offrait un sac assez grand, ouvert supérieurement dans la cavité péritoniale; une portion de l'épiploon gastro-colique occupait l'intérieur de ce sac, et adhérait fortement au testicule. Le testicule droit était recouvert de sa membrane séreuse, comme à l'ordinaire. Les conduits déférens se rendaient à deux vésicules séminales d'une grosseur médiocre, ayant une direction verticale, et située au-dessous et en arrière des orifices des uretères. Ces vésicules contenaient un peu de mucus. On n'a pas trouvé de communication au dehors, les racines du corps caverneux convergeaient l'une vers l'autre, mais ne se réunissaient pas, et renfermaient dans leur écartement un rudiment du bulbe de l'urètre, non creusé par le canal. Ce rudiment, prolongé d'un pouce environ, se terminait par le renflement qui représentait le gland. Le muscle ischio-sous-pénien était assez prononcé, quelques fibres seulement formaient le bulbo-urétral. Le rectum, dilaté inférieurement, était recouvert par le péritoine, et n'avait aucun rapport avec les vésicules spermatiques et la vessie. La symphyse pubienne offrait un écartement de deux pouces dix lignes; les os coxaux semblaient déjetés en arrière, et n'étaient séparés l'un de l'autre, au niveau des épines supérieures, que par un intervalle de six pouces; l'espace entre les épines antérieures et supérieures était de sept pouces. Le sacrum paraissait comme comprimé et poussé en avant par l'effet de cette disposition.

On ne rencontra point de ligament entre les pubis, tandis que ce moyen d'union existait sur un jeune homme de dix-sept ans, dont parle Desault, et sur un homme de trente ans observé par Deschamps. En outre, le cadavre de cet enfant a offert le tissu lamineux environnant l'articulation coxo-fémorale du côté gauche, baigné de pus. Une hydatide de la grosseur du poing occupait l'intérieur de l'hémisphère gauche du cerveau.

Les progrès de l'anatomie pathologique ont fait connaître la nature du vice de conformation dont nous parlons, et l'on sait aujourd'hui qu'il dépend d'une organisation imparfaite, c'est-à-dire d'un développement organique arrêté à l'une de ses premières périodes. Alors en effet les parties qui formeront plus tard le rectum, le vagin, la vessie et l'uretère sont confondues, peu à peu elles se séparent et forment des cavités isolées, distinctes, et dans quelques animaux cet état des premières périodes organiques reste définitif et constitue un de leurs caractères organiques. La vessie, comme l'urètre, le rectum et tous les autres intestins, ne sont primitivement qu'une gouttière, et la partie de cette poche qui forme dans l'origine cette gouttière est celle par laquelle elle est en contact avec l'utérus ou avec le rectum, suivant le sexe, et qui est aussi celle où se rendent les uretères. Admettons maintenant que la partie antérieure de cette gouttière ne se développe point, que les os pubis, séparés l'un de l'autre dans les premiers temps, ne se rapprochent pas, que l'ouraque, partie essentielle du cordon ombilical, retienne ce cordon dans le point primitif de son insertion, près du pubis, nous aurons toutes les circonstances constituant la diastécystie, et nous verrons que le mot extroversion donne une idée inexacte de l'altération. Il n'y a pas en effet renversement de la vessie, destruction de sa paroi antérieure, mais seulement défaut de développement de cette paroi et de toutes les parties correspondantes de cette région inférieure de l'abdomen.

Les seuls remèdes à apporter à cette infirmité consistent :

1° Dans les moyens de recueillir l'urine, dont l'écoulement est continuel, et par laquelle les parties voisines des organes génitaux et les vêtemens sont mouillés et pénétrés. Un vase infundibuliforme s'adaptant à la circonférence des orifices des uretères, ou des sondes introduites dans ces orifices, et qui, après s'être réunies, vont s'ouvrir dans un urinoir, sont tout ce que l'on peut tenter, et dont l'exécution convenable n'est pas sans difficulté. Le génie du chirurgien apportera dans la confection de ces petits appareils les modifications exigées par la nature et la variété des cas.

2° M. Dupuytren a recommandé dans ces circonstances une large ceinture qui embrasse tout le bassin et qui, agissant sur les os coxaux, tend à leur donner de la solidité pour devenir un point fixe convenable aux leviers qui forment les membres pelviens. Ce praticien célèbre a aussi conseillé et même essayé l'emploi de deux sondes ou d'une algalie à deux branches dans sa partie supérieure, pour les introduire dans les orifices des uretères, et en recevoir la tige unique et inférieure dans un urinoir à robinet qui serait adapté à cette sonde. Le moyen est rationnel et ingénieux, mais nous ignorons si l'expérience en a fait reconnaître l'utilité ou les désavantages.

3° Enfin, notre mécanique, en exerçant une compression pour rapprocher les branches horizontales des os pubis, et en donnant plus de solidité à la symphise, peut aussi être avantageuse; mais ici l'expérience n'a pas encore suffisamment répondu aux désirs des médecins et des malades.

CHAPITRE VIII.

De la flexion permanente des cuisses sur l'abdomen.

Ce vice, qui est plus rare que tous ceux dont nous avons parlé, consiste dans une flexion continue, plus ou moins considérable des cuisses contre l'abdomen. Le malade ne peut pas étendre les cuisses quelque effort qu'il fasse. Il lui est par conséquent impossible de se tenir debout ou de marcher droit, de même qu'il ne peut ni se coucher ni s'étendre dans son lit ou sur un sopha, parce que le haut du corps et les cuisses font toujours un angle. Lors donc que le malade essaie de marcher ou de se tenir debout, cela ne peut se faire qu'en fléchissant le haut du corps; lorsqu'il veut au contraire se coucher, il faut que les cuisses s'écartent du lit et se rapprochent du haut du corps.

Il est naturel de reconnaître qu'ici la cause ne peut pas résider dans les os, mais qu'elle doit être attribuée aux muscles. La flexion se fait dans l'articulation coxo-fémorale, laquelle est très mobile et ne peut déterminer cette difformité que par une maladie préalable dans les os. Mais si l'on pouvait encore avoir des doutes sur la cause prochaine de cette affection, il suffirait d'examiner les muscles et les os; car les premiers sont toujours, à la face antérieure de l'articulation mentionnée, très raccourcis et endurcis, et comme tendineux.

Les muscles adducteurs, le pectiné, le psoas et l'iliaque sont ordinairement ceux qui ont le plus de part à cette difformité. Plusieurs de ces muscles paraissaient presque aussi durs que des os, dans un cas que j'ai observé, quand on essayait d'étendre la cuisse. Les muscles de la face postérieure de cette articulation étaient au contraire lâches et peu développés, et leur différence d'avec ceux de la face antérieure, sous le rapport de la solidité et de l'énergie, était très prononcée.

Les causes déterminantes de cette affection peuvent être toutes les irritations fortes sur les muscles de la face antérieure de l'articulation, par exemple : des frictions spiritueuses, des vésicans préparés avec des cantharides, des ulcères, etc.; on peut aussi ranger ici les indurations qui existent dans ces muscles; le mal peut encore être occasionné par une adduction long-temps prolongée de la cuisse, comme cela a lieu quelquefois dans les maladies de longue durée, et je crois aussi que la paralysie ou l'affaiblissement de la partie musculaire postérieure de cette articulation doit être rangée parmi les causes déterminantes.

Quelque insignifiant que ce vice paraisse, il n'est cependant pas sans influence sur l'organisation humaine, comme on serait tenté de le croire au premier abord. Il gêne, il empêche une des principales fonctions du corps, savoir la progression. Je ne puis dire si l'adduction continue de la cuisse peut amener facilement et bientôt une ankylose entre la tête du fémur et la cavité cotyloïde, mais cela n'est guère concevable, parce que la mobilité de la cuisse ne se perd ordinairement pas tout-à-fait.

De même que tous les vices dont nous venons de traiter sont manifestes, de même celui-ci ne laisse aucun doute sur son existence. On voit très distinctement que le malade ne peut étendre la cuisse comme il faut; s'il l'essaie, néanmoins, les muscles de la face antérieure de l'articulation coxo-fémorale deviennent durs et comme tendineux, et ne se laissent étendre qu'à un certain degré. Mais lorsqu'on veut dépasser ce degré, il survient des douleurs violentes dans les muscles raccourcis, et le malade commence à s'en plaindre. Si, dans le cas mentionné plus haut, on veut avec effort mettre la cuisse dans une ligne directe avec le tronc, et si, le malade étant couché horizontalement, on presse sur les cuisses en arrière et en bas, la partie supérieure du bassin est tellement tirée vers les cuisses, que tout le rachis prend la forme de la plus forte lordose, et tout le tronc est plus ou moins porté en haut.

Dans ces circonstances, soit que les deux cuisses, soit qu'une seule cuisse présentent cette flexion forcée, morbide et permanente, notre mécanique à extension oscillatoire est d'un avantage réel, et son application est d'autant plus indiquée, que l'affection dépend plus d'une contracture des muscles que d'une altération organique des surfaces osseuses de l'articulation coxo-fémorale.

CHAPITRE IX.

De la flexion de la jambe sur la cuisse.

Cette difformité est non-seulement plus fréquente, mais aussi plus connue que la précédente. *Venel* a figuré et guéri une jambe affectée de ce vice. Dans cette affection la cuisse et la jambe ne forment pas de ligne droite, mais elles présentent à leur face postérieure un angle plus ou moins ouvert. L'extension de la jambe est par conséquent empêchée, et la progression est rendue impossible. La cuisse et la jambe forment ici le plus communément un angle aigu, et *Venel,* dans des cas de ce genre, entreprit néanmoins de corriger cette difformité, et il la corrigea en effet. Le membre reprenait peu à peu sa rectitude, et il se fléchissait facilement sur le genou.

Il n'est pas nécessaire de démontrer que les os n'ont primitivement aucune part à la maladie, et qu'ils sont seulement forcés peu à peu à y participer, même lorsque le fémur et le tibia s'ankylosent, ce qui arrive quelquefois. Les muscles en effet sont toujours les premiers organes affectés dans cette maladie. Comment cependant les os pourraient-ils prendre cette position irrégulière, et permettre une flexion portée à un très haut degré, si les surfaces articulaires ne devenaient pas malades? Nous pensons que, le plus communément, les muscles sont primitivement les seules parties affectées, et que les os sont consécutivement altérés. Dans tous les cas que nous avons observés, on pouvait et on devait considérer les trois muscles suivans comme les causes premières et principales du mal, savoir: le biceps, le demi-tendineux et le demi-membraneux. Les tendons de ces muscles étaient toujours raccourcis et tendus au point qu'il n'y avait pas de possibilité d'étendre la jambe. Quand on s'efforçait de produire l'extension, et qu'on pressait à cet effet le genou avec quelque force, les tendons de ces trois muscles, situés dans le creux du jarret, devenaient presque comme osseux, et causaient de grandes douleurs au malade. Il est tout naturel que d'autres muscles puissent aussi prendre plus ou moins de part à cette action irrégulière, mais les trois muscles que nous venons de citer occupent toujours le premier rang. Par conséquent tout ce qui peut exciter la contraction irrégulière des muscles de la face postérieure de cette articulation, et notamment des trois premiers, savoir, du biceps fémoral, du demi-tendineux et du demi-membraneux, peut aussi occasionner la courbure en question. Nous ne parlerons que de la flexion continue de la jambe sur la cuisse, dans des maladies d longue durée, la progression continue ou prolongée sur le orteils, lorsque la plante des pieds est affectée d'ulcères o d'autres plaies, dans laquelle l'articulation du genou rest continuellement fléchie. Nous appellerons de plus l'atten tion sur des irritations pathologiques, telles que des ulcère des brûlures, etc., qui affectent les muscles mêmes, e qui, consécutivement, déterminent l'affection dont nou parlons.

Les causes mentionnées, d'abord la flexion de l'articula tion du genou prolongée pendant long-temps, entraînen aussi cette maladie; car lorsque la cuisse est fléchie sur l bassin, la jambe est tenue ordinairement dans une flexio continue contre la cuisse; et c'est peut-être à cette circons tance qu'il faut attribuer que nous n'avons jamais trouvé l flexion anormale et morbide de la cuisse sur le bassin san celle de la jambe sur la cuisse.

Est-il nécessaire de dire que ces deux difformités affecten tantôt une cuisse, tantôt toutes les deux en même temps lorsque le dernier cas a lieu, l'influence qui en résulte su toute l'économie est des plus grandes; car si l'une ou l'autr de ces difformités se borne à une cuisse seulement, le ma lade peut quelquefois encore marcher assez passablement ne serait-ce qu'avec une béquille; lorsqu'au contraire les deux membres sont affectés à la fois, la progression devient absolument impossible, si ce n'est lorsque le malade fait usage de deux béquilles, ce qui est très gênant, et dont le tronc souffre toujours plus ou moins.

Comme la jambe est, dans cette affection, souvent considérablement rétractée, l'articulation du genou un peu fléchie, les faces articulaires éprouvent aussi quelquefois une altération insensible. C'est pourquoi on n'est souvent pas à même de rendre au membre sa rectitude, lors même que l'empêchement des muscles est levé. Il se dépose en devant dans la région de la rotule, tant sur le fémur que sur le tibia, plus de substance osseuse qu'il ne faut, et de là vient l'obstacle, lorsque les faces articulaires des deux os doivent s'articuler l'une avec l'autre.

Nous passons au diagnostic de cette maladie. Comme elle est souvent accompagnée d'ankilose, on nous permettra de dire quelques mots sur le diagnostic de cette complication. Lorsque le mal n'a encore son siége que dans les muscles, il existe toujours quelque mobilité. Lorsqu'il est survenu au contraire une véritable ankilose, le fémur et le tibia ne peuvent plus être mus l'un sur l'autre; et lorsqu'on emploie quelque force pour produire du mouvement, il survient des douleurs violentes dans la région de l'articulation du genou.

Si les faces articulaires du fémur et du tibia sont altérées au point que l'extension complète de la jambe soit également empêchée, l'on reconnaît par cette circonstance qu'il existe encore quelque mobilité dans l'articulation du genou, et que le malade éprouve des douleurs dans l'articulation fémoro-tibiale, lorsqu'on a poussé l'extension du membre jusqu'à un certain degré.

C'est dans ces contractures permanentes des muscles, c'est dans ces ankyloses incomplètes, lorsque les surfaces osseuses ne sont pas encore altérées, que l'extension oscillatoire est d'un merveilleux effet, en graduant successivement sa force et sa vitesse, et en lui donnant pour auxiliaires les bains, les douches d'eau en vapeur, les douches d'eau thermales sulfureuses, etc. Nous avons peu vu de ces affections, prises dans leurs premières périodes, résister à l'emploi de ce traitement, sagement dirigé.

CHAPITRE X.

De la flexion maladive et permanente de la jambe sur la cuisse.

La jambe ne se trouve pas toujours avec la cuisse dans la direction qu'elle devrait avoir; elle en dévie quelquefois, dans l'articulation du genou, plus ou moins sur le côté, et alors ou la face externe du genou forme en dedans un angle plus ou moins grand, tandis que l'externe fait une saillie considérable en dehors, ou la face interne fait saillie en dedans, et l'externe forme l'angle dénommé : dans le premier cas, le genou est tourné en dehors, et lorsque les deux membres présentent cette affection, les deux genoux sont écartés plus qu'il ne faut l'un de l'autre; les plantes des pieds sont au contraire irrégulièrement rapprochées. Mais dans le deuxième cas, les genoux sont plus rapprochés, et souvent lorsque le malade est debout, il ne peut les tenir l'un à côté de l'autre, et il se trouve obligé de les placer l'un derrière l'autre. Mais autant les genoux sont rapprochés en ce cas, autant les plantes des pieds sont éloignées.

A ces deux difformités du membre inférieur, c'est-à-dire à la courbure en dehors ou en dedans de l'articulation du genou, se joint souvent aussi une torsion de la jambe, laquelle augmente considérablement la flexion de l'articulation du genou, attendu que cette torsion est entièrement analogue à la flexion de l'articulation du genou; car si les genoux sont courbés en dehors, les jambes le sont également, et leur torsion est portée en dedans, lorsque les genoux sont tournés en dedans.

La courbure en dehors du membre inférieur dans l'articulation du genou est souvent accompagnée d'une légère torsion en dehors, et l'on trouve par conséquent communément la rotule non directement tournée en devant, mais plus tournée en devant et en dehors. Nonobstant cette position, le pied a les orteils dirigés plutôt en dedans qu'en dehors, et il dévie par conséquent à un degré considérable de la direction de l'articulation du genou. La torsion a lieu plus rarement, lorsque le genou est tourné en dedans; il existe cependant quelquefois une plus ou moins grande tendance à cette torsion en dedans, attendu qu'on trouve quelquefois les rotules dirigées en dedans. Mais de même que, dans la courbure en dehors des genoux, la plante des pieds est tournée en dedans avec les orteils, de même, dans la courbure en dedans des genoux, les orteils sont tournés en dehors, et plus les genoux sont courbés en dedans, plus les malades ont les orteils tournés en dehors,

Il est tout naturel que dans ces deux difformités, les faces articulaires du fémur et du tibia soient peu à peu changées. Lorsque le membre est courbé en dehors dans la région du genou, il faut naturellement que les deux os soient usés davantage à leur moitié interne qu'à l'externe; tandis que la dernière doit être usée, lorsque le membre est tourné en dedans. On s'imagine bien que l'articulation coxo-fémorale et celle du pied avec la jambe seront changées plus ou moins par la position anormale du membre.

Nous ne pouvons rien dire de bien déterminé sur la cause prochaine de ce mal, si nous ne distinguons la simple courbure en dedans ou en dehors du membre dans la région du genou, d'avec la même difformité accompagnée de torsion de la jambe, en ce que les causes de ces deux affections sont entièrement différentes. Si le membre n'est courbé que dans cette région, et sans que la jambe soit torse, on peut conclure avec assurance que les muscles ont été la cause prochaine du mal. Lorsque le genou est pressé en dedans, on peut être sûr que la cause réside dans le muscle biceps de la cuisse; car on le trouvera le plus dur et le plus tendu, dans la région du jarret, et là où il passe sur le condyle externe du fémur, et par-dessus le ligament capsulaire qui se trouve en cet endroit. Lorsqu'au contraire le genou est tourné en dehors, on peut toujours admettre que le muscle demi-membraneux et le muscle demi-tendineux concourent le plus à la maladie; car ces muscles seront durs et tendus, là où leurs tendons passent sur le condyle interne du fémur et du tibia. Il est facile de concevoir que d'autres muscles participent peu à peu plus ou moins à la maladie, de même qu'il est patent que la propre pesanteur du corps, concourt à augmenter le mal insensiblement. Mais lorsque la courbure en dedans et en dehors du membre inférieur dans le genou, est accompagnée de torsion de la jambe, la courbure du genou pourrait, dans la plupart des cas, être la suite de la torsion de la jambe. Or celle-ci, la torsion de la jambe, provient sans doute primitivement d'un ramollissement des os, comme nous le verrons plus tard. La circonstance que la courbure irrégulière de l'articulation du genou est une suite de la torsion de la jambe, résulte sans doute de ce que par cette complication les muscles dénommés ci-dessus ne sont pas aussi tendus et endurcis, et de ce qu'on peut observer distinctement l'ascension insensible des difformités depuis la partie la plus inférieure de la jambe jusqu'au genou, même jusqu'à la cuisse. Or, si les muscles ne sont pas la cause du mal, il faut bien que ce soit les os qui l'aient déterminé; cependant comme le membre inférieur ne peut jamais commencer à se fléchir latéralement par faiblesse des os, dans la région du genou, il faut que la courbure se produise sur un autre point, et c'est communément sur le milieu ou sur la partie inférieure de la jambe. De là l'affection se porte insensiblement en haut, et occupe la région du genou aussi bien qu'une autre région.

Par conséquent, tout ce qui peut augmenter ou diminuer la contraction du muscle biceps fémoral ou du muscle demi-tendineux, c'est-à-dire tout ce qui rompt l'antagonisme entre le premier muscle et les deux autres, doit être considéré comme une cause déterminante de cette difformité. Quant à la courbure compliquée de torsion de la jambe, elle peut être causée par tout ce qui produit le rachitisme et les autres maladies analogues qui ramollissent les os.

Quoique la courbure en dedans ou en dehors du membre inférieur dans le genou soit une difformité considérable, son influence sur l'économie entière est cependant moindre que celle des affections que nous venons de passer en revue. Bien que le malade éprouve de la peine à marcher, et qu'il soit obligé de faire beaucoup plus d'efforts que l'homme sain, cette fonction n'est pas entièrement empêchée chez lui. Nous n'avons pas besoin de dire que le bassin doit être affecté plus ou moins dans cet état du membre inférieur, et que ce mal est pour cela plus grave pour la femme que pour l'homme.

Il n'y a rien à dire sur le diagnostic, il est très facile.

Ici encore les bains sulfureux, les immersions dans l'ea de mer ou dans l'eau tenant en solution une certaine qua tité de sel marin, un régime tonique, analeptique, et l'usag de l'extension intermittente ou oscillatoire, sont les mei leurs moyens à mettre en usage.

CHAPITRE XI.

Des différentes distorsions des jambes.

On sait que les jambes sont sujettes aux distorsions les plus diverses, tantôt en avant, tantôt en arrière, tantôt à droite, tantôt à gauche; on sait aussi que ces distorsions des jambes ne restent pas simples, mais deviennent multiples. Souvent la jambe est absolument tortueuse, c'est-à-dire présente plusieurs courbures. Souvent la courbure latérale est accompagnée de courbure en devant, lorsque les os sont tortus d'une autre manière au-dessus ou au-dessous de la première inflexion. En un mot, les distorsions des jambes sont si diverses, qu'il est impossible de les décrire isolément. Lorsque ce mal existe à un haut degré, et que le ramollissement des os est en même temps considérable, il ne se borne pas aux jambes, mais s'étend aussi aux cuisses, et les déforme toujours plus ou moins. Assez souvent la cuisse est prise de la même courbure que celle dont le tibia et le péroné sont déjà affectés; quelquefois cependant elle se courbe du côté opposé. Elle s'infléchit par exemple en dehors dans son milieu, lorsque la jambe présente, dans la même région, une courbure en dedans, et il en résulte une expression très frappante de ce mal.

La cause prochaine de cette affection réside communément dans les os et non dans les muscles. Les courbures absolument irrégulières ne peuvent survenir que là où les os sont trop mous et ne peuvent pas soutenir le corps d'une manière convenable; une chose aussi irrégulière ne peut être le produit d'une anomalie dans l'activité musculaire; car si les muscles en étaient la cause primitive, ces formes des difformités seraient et devraient être toujours les mêmes. On ne verrait pas dans chaque cas particulier une distorsion nouvelle et analogue à mille autres, on n'observerait pas non plus des courbures aussi opposées dans le même membre, si les muscles étaient la cause première. Le mal enfin n'attaquerait pas si communément les deux membres à la fois, si les os n'y prenaient pas de part. Mais la coopération des os à ce mal est prouvée d'ailleurs par l'état du reste du corps; car ces malades sont ordinairement affectés de rachitisme, de gros ventre, et offrent en général les signes ou les traces de la maladie des os existante ou passée. C'est pour cela aussi que les distorsions diverses des jambes et des cuisses se rencontrent chez les enfans qui ont été mal tenus dans les premières années de leur vie, qui ont eu une mauvaise alimentation, ont vécu dans un mauvais air, ont fait peu d'exercice. Mais il ne peut nulle part y avoir plus de ces malheureux que dans les grandes villes, où tant d'enfans naturels et même légitimes sont élevés privés du lait de leur mère ou de celui d'une bonne nourrice, et qui prennent les plus mauvais alimens.

Nous ne pouvons pas nous étendre davantage sur les difformités des os en particulier, et sur la direction anormale qui en résulte pour les muscles; il nous faudrait trop d'espace pour traiter cette partie de l'anatomie pathologique. Les courbures des os ne sont au reste pas rares, et on en trouve un plus ou moins grand nombre dans tous les cabinets d'anatomie. Celui qui n'en a jamais vu peut s'en faire une idée rien que par la description de la forme extérieure du mal. Comme le rachitisme est la cause commune de cette distorsion, nous n'avons pas besoin de dire que la plupart de ces os sont très poreux et possèdent peu de substance osseuse, ou qu'on les trouve former le passage à l'ostéosarcose.

L'influence de ces difformités sur les fonctions du corps se règle entièrement sur leur degré; car lorsqu'elles ne sont pas très considérables, la progression n'en souffre pas beaucoup et il n'en résulte pas de grands inconvéniens. Lorsqu'au contraire la progression est bien gênée, non-seulement la forme du membre en souffre considérablement, mais il en résulte encore d'autres inconvéniens. Nous n'avons pas besoin de dire que les causes qui déterminent la courbure, par exemple, le rachitisme, produisent plus de mal à l'économie entière que la difformité même.

Nous ne parlerons pas du diagnostic, il est trop simple et trop facile pour qu'il soit nécessaire de s'occuper à l'établir. Les symptômes sont manifestes, et ici un simple coup d'œil suffit pour reconnaître la maladie. Cependant il faut encore un examen particulier et une certaine habitude de voir, pour découvrir avec promptitude les causes prédisposantes et déterminantes. Il faut dire que rarement elles bornent leurs ravages à une seule partie ou sur un seul point du squelette, et le rachitisme paraît sur plusieurs parties de la charpente osseuse.

L'habitation dans un lieu chaud, sec, l'exposition au soleil, une bonne nourriture, les frictions sèches, les bains sulfureux, mettent les malades dans les meilleures conditions pour que l'extension oscillatoire ramène les parties à leur direction normale, et pour que ce redressement soit solide et durable. L'hygiène générale et la thérapeutique doivent donc prêter leurs secours ici, comme dans beaucoup d'autres circonstances, à l'action et à la permanence d'efficacité des agens orthopédiques.

M. D...., d'un tempérament bilieux, d'une taille ordinaire, de constitution faible, âgé de quinze ans, entra dans notre établissement dans le commencement du mois d'août 1827, pour être traité d'une courbure des membres inférieurs, dont nous allons donner la description.

Ses genoux étaient déjetés en dehors, de manière que le côté interne des membres inférieurs offrait une courbure très marquée; les membres rapprochés, et les pieds placés parallèlement et se touchant, les genoux restaient écartés de quatre pouces environ, et les cuisses et les jambes circonscrivaient un espace ellipsoïde dont le grand diamètre s'étendait depuis le pubis jusqu'au sol, et le petit d'un genou à l'autre.

La cuisse forma avec la jambe un angle obtus, ouvert en dedans, par conséquent la ligne du fémur tombait obliquement sur les faces articulaires du tibia. D'ailleurs, les membres étaient bien conformés, et le corps n'offrait aucune autre difformité morbide.

Il résultait de cette courbure des membres que la marche était mal assurée; lorsque le poids du corps passait d'un membre à l'autre, le tronc s'inclinait beaucoup de ce côté pour établir l'équilibre, de sorte que la progression avait lieu par un balancement latéral continuel, et la fatigue arrivait promptement.

Voici le traitement auquel M. D.... a été soumis.

Traitement général. Régime analeptique, bains, douches.

Traitement mécanique. Il a consisté en un lit à oscillation ordinaire, modifié pour le cas présent. Comme la colonne vertébrale était droite, on a retranché du lit l'appareil de la tête; la ceinture était restée pour fixer le bassin; au moyen de poulies de renvoi, des cordes partant du balancier venaient, d'un côté, s'attacher à un chausson en peau, au niveau de la malléole externe, et, d'un autre côté, à la partie interne, des genouillères détachées destinées à envelopper les articulations fémoro-tibiales. L'appareil tendu, les pieds étaient tirés en dehors et les genoux en dedans, positivement en sens inverse de la courbure. L'appareil ordinaire communiquait l'oscillation.

Pendant que M. D.... a été soumis au traitement (17 août 1827), il a éprouvé une grande amélioration, qui a été bien plus marquée encore depuis huit mois que nous avons modifié le mécanisme oscillatoire (voyez pl. XIX). Les genoux se sont notablement rapprochés. Lorsque les deux membres sont placés l'un contre l'autre, les genoux ne sont séparés que par un intervalle d'un pouce et demi. Les pieds autrefois n'appuyaient que sur la partie externe de la face plantaire; aujourd'hui ils posent sur toute cette surface, comme on peut le voir pl. XVIII, fig. 2 et 3. Les bottines dont il se sert pour la marche, garantissent les extrémités inférieures du poids de son corps. La courbure des fémurs est sensiblement diminuée, le balancement latéral du tronc pendant la marche est beaucoup moins marqué. En somme, l'amélioration est telle, qu'elle a surpassé de beaucoup notre attente, et tout fait présager une guérison assurée et durable. La fig. 1re de la pl. XVIII représente le sujet tel qu'il nous a été confié.

CHAPITRE XII.

Du pied de cheval.

Le pied de cheval (*pes equinus*) est cette difformité où tout le pied se trouve dans la même direction que la jambe, c'est-à-dire où il forme une ligne droite avec elle. Le talon y est élevé aussi haut que possible; et si le malade se sert de ce pied pour marcher, il n'appuie que sur le bout des orteils, et principalement sur les gros orteils : car ceux-ci seuls forment ici la seconde ligne droite qui passe horizontalement par la plante de chaque pied. Le talon est très grand, ce qui cependant n'a pas toujours lieu, et il est fortement tiré en haut; la position des orteils, par laquelle ceux-ci forment un angle droit avec le pied, est aussi très saillante.

Le pied décrit, comme il a été dit, une ligne droite avec la jambe; or, ce n'est pas une véritable distorsion.

Il est facile de concevoir que la forme extérieure du pied doit se ressentir plus ou moins de cette difformité. Ce n'est pas assez que le talon soit tiré en haut de toutes les manières possibles; la partie antérieure du pied est aussi considérablement portée en arrière, d'où il résulte une assez grande concavité de la plante et une assez forte convexité du dos du pied. Lorsqu'en outre la difformité a duré quelque temps, la partie antérieure sur laquelle le malade marche, et surtout le gros orteil à sa partie externe, sont devenus en proportion beaucoup plus volumineux et plus forts que la partie postérieure du pied, d'où il résulte une grande anomalie dans sa forme. La jambe prend au reste bientôt part à la maladie : car, parce que le malade ne peut pas aussi bien se servir de ce pied que d'un pied sain, il survient bientôt de l'atrophie dans les os et les muscles de la jambe, et ce défaut de nutrition est porté souvent à un très haut degré.

Le mal a-t-il son siége principal dans les os ou dans les muscles? Ceux qui aiment tant à accuser les os dans des affections analogues, ne manqueront sans doute pas de les accuser ici : car comment ce mal pourrait-il avoir lieu sans maladie des os, et pourtant ordinairement la maladie n'est pas précédée par l'altération du système osseux. Les muscles seuls peuvent être considérés comme déterminant le mal, et surtout les muscles jumeaux ou gastrocnémiens avec leur tendon commun : car lorsque tous les autres muscles sont réguliers, le tendon d'Achille se montre tellement tendu, raide et endurci, qu'on ne peut souvent pas le mettre dans un autre état. On ne peut nier cependant que le raccourcissement n'affecte quelquefois aussi plusieurs autres muscles : par exemple, le plantaire, le tibial postérieur et le long péronier, qui concourent alors à entretenir et à augmenter la maladie. Tout ce qui peut donc opérer le raccourcissement de ces muscles doit aussi amener la difformité en question. Comme nous avons déjà souvent parlé de ces causes, nous les passons sous silence ici, en rappelant seulement qu'elles agissent dès l'âge embryonique, attendu que ce vice est quelquefois congénial.

Il n'y a pas de doute que le pied de cheval ne puisse être attribué à un défaut dans les os, surtout dans ceux du tarse; mais cela n'est pas possible, comme il a été dit plus haut, sans une maladie de ces parties. Nous nous souvenons en ce moment d'une personne qui eut le malheur, dans sa jeunesse, de se faire une piqûre avec un canif entre deux os du tarse. La plaie fut négligée, les os se gonflèrent peu à peu, d'où il résulta insensiblement un pied de cheval, tandis que la jambe tomba dans un état de marasme fort remarquable.

L'influence de cette affection sur toute l'économie n'est pas aussi légère qu'elle peut le paraître au premier abord, elle est atténuée seulement par la circonstance qu'elle n'attaque jamais qu'un pied; car il est singulier qu'on ne l'ait presque jamais vu sur les deux pieds à la fois, comme plusieurs autres affections des mêmes parties. Quant à l'influence fâcheuse, elle consiste dans les traits suivans. La progression est gênée et empêchée à un haut degré : car l'articulation du pied avec la jambe n'existant réellement plus, le malade est obligé de toujours poser le pied de cheval devant le pied sain. De plus, la marche sur les orteils du pied malade est fatigante et incertaine. Le malade ne peut donc, non-seulement pas supporter une longue marche, mais il vacille souvent sur le côté du pied malade, et il en résulte que le pied de cheval se courbe peu à peu plus ou moins sur le côté. On conçoit aisément que la progression doit être gênée considérablement par l'atrophie qui survient par suite de l'immobilité du pied et de l'inaction de plusieurs muscles et ligamens.

Nous dirons encore quelques mots touchant l'état des os du tarse dans cette maladie. Par la traction en haut du talon, la face articulaire de l'astragale, destinée au tibia, est tellement déplacée en devant, qu'elle n'est presque plus en contact avec le tibia, et que ce dernier vient reposer presque entièrement sur la partie postérieure du calcaneum. Il en résulte une telle altération de la face articulaire du tibia et de l'astragale, que, lorsque le mal est très intense, et qu'on n'est pas familier avec l'affection, on ne reconnaît plus ces os.

Mais très souvent il n'existe aucune séparation entre les sept os du tarse, ni entre les os du métatarse, ils ne sont non plus déplacés entre eux comme dans le pied-bot; mais les premiers, les sept os du tarse, sont, quand le mal a duré long-temps, en proportion plus longs à leur face supérieure qu'à l'inférieure, comme cela est déterminé par la convexité du dos et la concavité de la plante du pied de cheval. Nous ne déciderons pas si le calcaneum ou l'astragale peuvent ou non s'ankyloser à la longue avec le tibia; mais nous n'avons jamais trouvé cette disposition. Quant aux premiers signes qui annoncent la formation ou l'existence du pied de cheval, ce sont les suivans : le pied ne touche pas le sol dans toute sa longueur, comme il le devrait, mais le talon en est toujours éloigné plus ou moins. Le membre inférieur n'est, en même temps, pas assez fléchi sur le genou. Peu à peu le talon s'élève de plus en plus, le tendon d'Achille devient plus dur et plus solide, et le malade marche toujours sur l'extrémité des orteils. Quand on essaie de fléchir le pied, ce n'est plus guère possible. Le tendon d'Achille ne cède pas assez, et lorsqu'on veut le forcer à céder, le malade se plaint de douleurs vives dans l'articulation du pied et dans le mollet.

Nous avons maintenant sous les yeux le squelette d'un pied de cette espèce: sa forme est évidemment celle qui vient d'être décrite; tout le désordre paraît résulter de la pression des deux os de la jambe sur la partie postérieure de l'astragale. Cet os est en effet fortement repoussé en avant; la face interne de sa malléole externe repose sur la partie postérieure de la face externe du calcaneum, dont elle est cependant séparée par quelques pelotons graisseux; l'arc antérieur de la face supérieure de cet os se trouve divisé en deux facettes; l'une, postérieure, plus petite, reçoit une face correspondante de l'extrémité inférieure du tibia; l'autre est plus grande, elle a conservé ses rapports avec l'astragale, en admettant cette différence, néanmoins, que l'astragale est repoussé en avant, et que la partie postérieure de sa face inférieure seulement est en contact avec cette seconde facette.

La partie la plus surbaissée de l'os du talon, sa grosse tubérosité, se trouve ici sur une même ligne horizontale que le corps de l'os; l'arc antérieur proémine d'une manière bien notable en bas et un peu en dehors; son extrémité antérieure fait, dans le même sens, une saillie considérable; son apophyse interne paraît presque effacée; sa grosse tubérosité est élevée de trois pouces au-dessus de l'extrémité antérieure des os métatarsiens.

La partie postérieure de l'astragale est pressée par le tibia : de là, saillie en avant et un peu en dehors de la tête de cet os ; le col est très étranglé, la tête volumineuse ; par suite, elle domine la face supérieure du scaphoïde. Cette face se trouve ainsi diminuée, et les autres rapports sont également un peu changés, parce que cet os est contourné sur son axe antéro-postérieur. Les faces latérales et supérieures de l'astragale laissent s'élever une saillie à leur point de réunion.

L'os cuboïde et les os cunéiformes ont de même subi quelques modifications dans leurs rapports ; leur face postérieure est devenue supérieure ; la supérieure est antérieure ; les autres sont, de là, faciles à connaître. Nous devons dire cependant qu'il n'en est pas tout-à-fait ainsi, parce qu'à la torsion qu'ils ont éprouvée sur leur axe antéro-postérieur s'en joint une autre, sur leur petit axe, de dedans en dehors. Leur articulation postérieure, par exemple, qui, comme nous l'avons vu, est devenue supérieure, est un peu formée aux dépens de la face postérieure.

D'autres changemens très importans aussi existent dans les os métatarsiens ; leurs diverses faces ont participé à ceux qui résultent de la direction anomale du pied ; ils ont ensuite généralement acquis des dimensions insolites ; on y remarque dans les deux premiers un excès de grosseur ; le troisième, le quatrième sont plus longs, de manière à retomber sur une même ligne horizontale que les premiers; par leur extrémité phalangienne, ils sont aussi un peu plus forts; quant au cinquième, il a éprouvé un accroissement énorme dans le même but. Il est facile de se rendre raison de ces derniers changemens.

Dans ce pied, le seul point d'appui existe sur l'extrémité phalangienne des os métatarsiens, puisque nous avons vu la grosse tubérosité du calcaneum élevée de trois pouces au-dessus du sol; il fallait donc, pour que le poids du corps pût être supporté, que cette partie représentât au sol une face de quelque largeur: pour cela, tous ces cinq os devaient y participer nécessairement. On sent néanmoins combien elle est encore insuffisante. Telle est la cause de la légère déviation que les os du tarse et du métatarse ont éprouvée en dehors; mais il est facile de voir, si cette direction eût été entière, combien le pied peut être contourné dans ce sens: dès lors la marche eût été absolument impossible; la nature y a suppléé par un surcroît de nutrition. C'est d'ailleurs, comme on le sait, une loi de notre organisation, que l'excitation répétée d'un organe y amène une augmentation de nutrition. L'extrémité phalangienne de ces os est d'ailleurs considérablement développée; la surface articulaire n'existe pas à l'extrémité de leur tête; la face supérieure qui est devenue antérieure, offre à son extrémité des surfaces lisses, encroûtées de cartilage, pour s'articuler avec l'extrémité postérieure des phalanges des orteils.

Les deux os sésamoïdes tout-à-fait distincts du tendon du fléchisseur du gros orteil sont extraordinairement développés; ils présentent de petites tubérosités reçues dans des cavités que l'on remarque à l'extrémité de la tête du premier os métatarsien, et à la première phalange du gros orteil; inférieurement ils sont convexes, appuient sur le sol, et reçoivent ainsi une partie du poids du corps.

Aucun changement n'est à considérer dans les orteils, qui forment un angle droit avec le métatarse; peu developpés néanmoins, les ongles les dépassent en tous sens.

Les ligamens offrent aussi quelques différences à considérer; en général, les ligamens latéraux et postérieurs ont gagné considérablement en largeur : la longueur de quelques-uns est moindre; d'autres, au contraire, présentent ce double accroissement.

Le ligament latéral interne de l'articulation tibio-tarsienne est dirigé en bas et en avant; l'externe large, concave, alors qu'il n'est pas dans l'extension, se porte d'avant en arrière : des deux ligamens antérieurs, l'interne est tout-à-fait antérieur, large, quadrilatère; l'externe rayonné se porte presque horizontalement en avant. Les deux ligamens postérieurs sont extrêmement lâches, l'externe va se perdre dans un peloton graisseux situé entre les os de la jambe et l'arc antérieur de la face supérieure du calcaneum; l'autre présente comme des renflemens, il est d'ailleurs plus long que dans l'état normal.

Les gouttières qui donnent passage aux tendons des péroniers et des extenseurs sont presque généralement effacées.

La ligne verticale, qui dans l'état normal tombe vers le tiers postérieur du pied, correspondait ici à son tiers antérieur; alors la jambe devait se trouver dans cette ligne, la saillie du coude-pied devait contre-balancer celle du calcaneum en arrière.

Nous aurions bien désiré connaître l'état des muscles; mais nous n'avons pu recueillir là-dessus aucun renseignement.

On conçoit combien dans le pied équin la marche doit être fatigante, mal assurée, incertaine, à combien de chutes le malade doit être exposé. Le genou s'infléchit en avant, et les muscles subissent dans leur nutrition la même altération que dans les déviations latérales.

Cette difformité dépend quelquefois d'une véritable luxation du pied en devant; elle peut être aussi le résultat d'un défaut d'harmonie entre les muscles antagonistes, les fléchisseurs et les extenseurs du pied, ceux-ci étant plus forts que les autres.

CHAPITRE XIII.

De la flexion continue de l'avant-bras sur le bras.

Le membre supérieur est aussi sujet aux distorsions, mais à un degré moindre que le membre inférieur. C'est surtout dans l'articulation du coude et du poignet que se remarque cette affection, car il est très rare que les os se soient courbés eux-mêmes, et cela seulement dans un haut degré de ramollissement de leur substance. Le vice qui fait le sujet de ce chapitre, et qui empêche l'avant-bras d'être étendu convenablement sur le bras, qui consiste par conséquent dans la formation d'un angle entre le bras et l'avant-bras, est peu fréquent. C'est une des distorsions les plus rares que nous connaissions; elle ne doit pas pour cela être omise ici.

La cause prochaine de ce mal ne peut être qu'une disproportion dans l'activité des muscles. Le muscle biceps du bras est réellement la cause principale. Son tendon, qui passe par-dessus l'articulation du coude et s'implante à la tubérosité bicipitale du radius, se sent extraordinairement dur et raccourci dans cette affection. Quand on essaie de donner de l'extension à l'avant-bras, il devient encore plus dur, et s'oppose entièrement à ce mouvement.

Nous ne pouvons dire si le muscle brachial interne ou brachial antérieur prend ou non une grande part à la contraction irrégulière du muscle dénommé. Nous ne connaissons pas ce mal par des dissections, mais seulement par l'examen fait sur le vivant. Il est tout clair qu'au reste les antagonistes du muscle biceps, par exemple, le muscle triceps du bras, se trouvent dans un état de relâchement.

La nature de ce mal indique mieux que nous ne saurions le dire, que l'usage du membre supérieur est réduit à peu de chose. C'est pourquoi moins le bras est exercé, plus l'atrophie augmente, ce qui rend son usage difficile et enfin tout-à-fait impossible.

Certes, si une indication thérapeutique est claire, positive, incontestable, c'est celle de ramener peu à peu les mouvemens dans l'articulation, en sollicitant d'une part les muscles à se contracter et à se relâcher alternativement, et à provoquer la sécrétion de la synovie sur les surfaces articulaires. Cette indication est admirablement remplie par l'usage de l'extension oscillatoire, si efficace dans toutes les roideurs des jointures et dans la contracture permanente et morbide des muscles. On peut avec facilité en régler la force et en graduer l'action, afin de n'employer aucune violence et de n'arriver que lentement et sans irritation aucune à l'effet désiré.

CHAPITRE XIV.

De la Killochéirie.

A en juger par l'extérieur, nous croyons que ce mal consiste, comme le pied-bot (killopodie), dans une disproportion entre les muscles, et notamment entre les fléchisseurs et les extenseurs de la main. Les premiers ont vaincu les seconds; ils se sont contractés plus qu'il ne faut, et c'est pour cela que la main est tenue dans une flexion continue. La face dorsale prend pour toujours une forme convexe, la paume est concave. Il en résulte que la main ne peut servir comme il convient, et qu'elle s'atrophie peu à peu. Lorsque le mal dure long-temps, il n'y a aucun doute sur la déformation des os du carpe; car ils doivent, par suite de la position de la main, devenir peu à peu plus volumineux à leur face postérieure, et plus petits au contraire à leur face antérieure ou interne.

Si nous ne nous trompons pas, la flexion de la main est quelquefois accompagnée d'une pronation ou d'une supination continue.

On doit admettre deux autres difformités de la main :

dans la première, la main ne forme pas une ligne droite avec l'avant-bras, mais elle est tournée sur le côté et décrit un angle. Les avant-bras ne sont souvent alors formés chacun que d'un seul os, mais qui paraît résulter de la fusion du radius et du cubitus.

Il en résulte évidemment pour le carpe un point d'attache plus étroit, une surface articulaire trop petite, sur laquelle le glissement de la main d'un côté doit devenir plus facile, pour peu que la traction des muscles soit inégale. Au reste, les os du carpe ne sont pas encore formés, lors de l'origine de ce vice, mais cette disposition doit favoriser singulièrement la courbure latérale de la main : car tant que ces os n'existent pas encore, cet organe est non-seulement en quelque sorte distant de l'avant-bras, mais il ne lui est uni non plus que par des cartilages mous, et ceux-ci cèdent plus facilement que les os à une traction inégale des muscles, quelque légère qu'elle soit.

La seconde difformité ne porte, à proprement parler, pas sur la main, mais seulement sur les doigts; Fabrice de Hilden est le premier qui en ait fait mention. Un petit garçon de quatorze mois s'était brûlé la main, à l'âge de six mois, avec des charbons ardens; il en résulta que non-seulement les quatre doigts se réunirent, mais que ces doigts se courbèrent peu à peu en arrière. Les muscles extenseurs furent raccourcis et tombèrent dans une contraction extraordinaire, qui produisit une courbure anormale. Fabrice de Hilden guérit cependant le malade, et lui rendit l'usage de sa main. Un cas du même genre s'est présenté dernièrement dans un hôpital.

Enfin, quelquefois, soit de naissance, soit par l'effet d'une brûlure, tous les doigts de la main sont réunis, et elle est comparable à une espèce de spatule ou de rame, qui la fait ressembler au membre thoracique du phoque ou de quelque autre amphibie. Tantôt, dans cette symphisie, les os, quoique rapprochés, ne sont pas confondus, et une membrane plus ou moins lâche les unit, tantôt la fusion existe entre deux os, et le repli membraneux ne se trouve qu'entre le doigt médius et l'annulaire, et entre l'index et le pouce. Les cas de ce genre ne sont pas très rares, et j'en ai vu récemment un pareil. La membrane cutanée qui unissait les doigts précités, a été séparée, et de cette rame on en a fait une espèce de trident; mais l'indication n'aurait été remplie qu'à demi, si, par des extensions et des flexions alternatives les mouvemens n'avaient pas été peu à peu rendus à cette main tridigitée; il existe aujourd'hui non-seulement une flexion générale, mais l'opposition du pouce aux deux autres doigts confondus forme une sorte de pince, ce qui rend la préhension plus facile.

Il est souvent difficile de faire exécuter convenablement et assez long-temps ces mouvemens à la main. Dans le cas que nous citons l'enfant s'y prêtait avec peine. Notre machine à extension oscillatoire atteint ici parfaitement le but désiré, et ôte aux enfans les appréhensions et les terreurs qu'ils manifestent sans cesse. On peut en voir un exemple à la planche 15. Ce moyen a été, dans ce cas, couronné d'un plein succès.

CHAPITRE XV.

Du Pied-bot ou Killopodie.

On désigne, sous cette dénomination, une direction vicieuse des pieds, sans luxation.

Cette définition, tout-à-fait incomplète, ne peut donner qu'une faible idée de la maladie; ce n'est qu'avec de longs développemens que l'on peut présenter une connaissance exacte de cette difformité; aussi ne chercherons-nous pas à compléter cette définition.

Les anciens distinguaient deux espèces de pieds-bots : les déviations du pied en dedans étaient appelées *vari;* celles en sens contraire, *valgi.* Une autre difformité des pieds consiste dans une extension forcée, la marche n'ayant lieu que sur l'extrémité antérieure du métatarse : ce sont alors les *pieds équins, pedes equini,* dont nous avons parlé.

Cette dernière variété peut être portée à un degré extrême; le pied peut être tout-à-fait renversé, sa pointe poussée en arrière; la marche alors a lieu sur la face dorsale de cet organe. Un cas de ce genre, rapporté et décrit par M. J..... Holtz, dans le quatrième numéro de 1827 du *Répertoire général d'Anatomie et de Physiologie pathologiques*, n'est à notre avis qu'un pied *équin* arrivé au dernier degré. On conçoit qu'en pareil cas il doit y avoir dans les rapports des surfaces articulaires des changemens nombreux, et on peut en lire la description très détaillée dans le travail cité.

La même chose peut se rencontrer dans la flexion. Ce cas est rare et n'a pas reçu de dénomination particulière. Je me rappelle en avoir vu un seul exemple il y a quinze à seize ans : nous ne nous occupions pas alors d'une manière particulière de ces affections, et j'ai négligé d'en prendre l'observation. Ce cas s'est rencontré sur une jeune fille de deux ans et demi que m'avait envoyée mon confrère le docteur Leblanc.

On conçoit d'ailleurs que ces directions vicieuses peuvent s'unir en quelque sorte l'une à l'autre, et qu'un pied peut être porté dans une extension ou dans une flexion forcée, en même temps qu'il sera dévié en dedans et en dehors ; c'est même ce qui se rencontre le plus ordinairement : il est rare en effet de voir bien nettement tranchée, et isolément, comme nous l'avons décrit, une de ces inflexions : on aurait pu alors donner à ces pieds le nom de *vari* ou *valgi equini*; mais comme l'une de ces directions l'emporte généralement de beaucoup sur l'autre, l'habitude est de ne désigner que l'affection principale.

La cause des pieds-bots n'est pas encore bien connue et bien appréciée : Duverney l'attribuait exclusivement à l'inégalité dans les forces musculaires antagonistes. Cette opinion, rejetée aujourd'hui, pourrait bien être, dans certains cas, l'expression de la vérité ; et voici sur quoi nous fondons notre opinion : nous avons depuis deux ans sous les yeux une jeune fille âgée de trente-sept mois, qui, dans l'état de veille, porte habituellement les pieds en dedans, bien que de temps en temps elle les redresse avec facilité, et qu'elle les place même un peu en dehors. Pendant le sommeil, lorsque tout le système musculaire est rentré dans l'inaction, les pieds restent droits. Les mains offrent le même phénomène : pendant l'agitation des membres supérieurs, elles sont presque constamment courbées sur le bord radial. Les os sont extrêmement minces, et, il y a un an qu'ils fléchissaient sous la pression de la main. L'enfant ne marche pas encore ; mais lorsqu'on essaie de la faire marcher, si le pied n'est pas soutenu, tout le poids du corps repose sur son bord externe. Sans doute ici le peu de développement du système osseux contribue à la déviation du pied, mais la cause efficiente est sans contredit l'action musculaire.

Le pied-bot, et nous ne parlons pas ici des circonstances accidentelles qui peuvent le développer, lorsque la prédisposition n'existe pas, est une maladie congénitale, ou au moins l'enfant naît avec toutes les dispositions à cette maladie; que cette disposition tienne à une inégalité dans la force des muscles ou à une conformation vicieuse de quelqu'une des facettes articulaires : c'est donc dans le sein de sa mère que l'enfant a puisé le germe de sa difformité; et, en effet, cette affection se rencontre beaucoup plus fréquemment chez des individus rachitiques que chez tous les autres. Nous avons dit beaucoup plus fréquemment, alors que nous aurions peut-être dû énoncer ce fait d'une manière générale. Si l'on considère les enfans tourmentés d'un ou de deux pied-bots, l'on trouve très souvent, il est vrai, un teint frais, des joues vermeilles et rosées; mais les chairs sont molles, les digestions difficiles, et dans beaucoup de cas un ou plusieurs autres défauts de conformation viennent s'y joindre.

Quelques faits qui se sont présentés à notre observation nous portent à croire que l'enfant pouvant être affecté de convulsions dans l'utérus, ces convulsions peuvent donner lieu à la disposition congénitale du pied-bot.

M. Breschet, qui s'est long-temps occupé de l'étude de l'embryon et du fétus, etde celle des déviations organiques ou monstruosités, a attribué le pied-bot à la persistance de la position et direction primitive des pieds du fétus des premières périodes dans le sein maternel, et il regarde ce vice de conformation comme un développement imparfait ou comme un arrêt de l'évolution organique. En effet, si l'on considère la direction des pieds et des mains du fétus dans l'utérus, pendant les premiers temps de sa formation, on voit que ces parties sont renversées, et qu'elles offrent la parfaite image de ce qu'elles sont dans la killochéirie et la killopodie.

Quoi qu'il en soit de ces opinions, de celles de Duverney, de Scarpa et des autres qui ont écrit sur cette matière, la cause des pied-bots n'est pas, à notre avis, encore bien déterminée.

Le pied-bot peut se développer par suite des luxations, des fractures, des abus, des accès de goutte, des plaies ou ulcères, etc.

Scarpa nous a donné dans son mémoire une description excellente des changemens qui surviennent dans les os, et dans les parties molles, par suite des pieds-bots; c'est lui que nous suivrons pour la description de cette difformité.

Le renversement du pied en dedans est le plus fréquent, celui qui a été le plus étudié et contre lequel on a principalement dirigé l'action des machines. D'après Scarpa, cette difformité est, sinon toujours, au moins le plus souvent, avec la pointe du pied tournée en dedans et en haut. C'est donc sur ce genre de déviation du pied que nous dirigerons spécialement nos recherches.

La déviation en dedans peut n'être que très légère; alors la marche a lieu plutôt sur la partie externe du pied, que sur la partie interne, c'est-à-dire que le côté interne de la face plantaire ne touche pas le sol; la difformité peut s'arrêter à ce point, mais le plus souvent elle n'est que le premier degré de la déviation plus considérable qui peut aller jusqu'au renversement du pied : or, dans ce dernier cas, voici ce qui arrive; la pointe du pied est tournée en dedans et en haut, et forme avec le tibia un angle aigu en ce sens. La malléole interne est presque effacée, tandis que l'externe est saillante et paraît plus basse et plus en arrière que de coutume. La tubérosité postérieure du calcaneum est tirée en haut et en dedans, vers le gros orteil, de sorte que le talon effacé forme l'extrémité postérieure de la courbe qu'offre le bord interne du pied, le dos du pied est fortement convexe, et la peau est tendue sur cette partie; la plante du pied est fortement concave et sillonnée par de profondes rides au niveau de la malléole interne; la peau est ridée d'avant en arrière. Le bord externe du pied est arrondi et semi-circulaire. Comme le poids du corps repose sur cette partie, le tissu cellulaire et la peau qui recouvrent le pied y deviennent calleux et élastiques. Le gros orteil est écarté des autres et soulevé dans l'adduction. Il résulte de ce qui précède, que le bord externe du pied est tourné en bas, l'interne en haut, la plante en dedans, et le dos en dehors : le tendon d'Achille se dirige obliquement de dehors en dedans, et est constamment tendu.

Les muscles de la jambe et même souvent ceux de la cuisse sont mal nourris, s'atrophient, de sorte que la jambe est très grêle surtout vers son milieu. Ces muscles s'accroissent et se développent, même lorsque les pieds soumis au redressement ont nécessité un repos de plusieurs mois; preuve évidente que ce défaut de nutrition n'est pas dû uniquement à l'absence d'exercice.

Scarpa se demande, « peut-on regarder comme suffi-« sante *la raison* qui exige une réciprocité de connexion « et d'harmonie entre les parties pour leur nutrition com-« plète, leur parfait développement et leur accroisse-« ment ? » Ou bien, il faudrait, dit M. Delpech, « admettre « comme une loi physiologique, que la conservation de la « masse et de l'énergie des muscles dépend en partie du « juste degré de tension que la nature a voulu leur donner. »

Les genoux sont quelquefois déjetés en dedans, quelquefois en dehors; cette déviation du genou, comme on peut le voir dans la planche 15 de notre ouvrage, peut être portée à un degré extrême.

Lorsque la déviation est légère et n'occupe qu'un seul pied, la marche est moins assurée que dans l'état normal;

mais elle n'est cependant pas profondément lésée. Il n'en est pas de même dans des circonstances opposées. Lors donc que la maladie affecte les deux pieds, qu'elle est portée à un degré un peu considérable, lors surtout qu'il s'y joint une déviation d'un des genoux en dedans, les orteils d'un côté touchent ceux du côté opposé, et la marche offre les plus grandes difficultés; elle ne peut s'effectuer qu'en soulevant alternativement un pied, et en le portant au-dessus et au-devant de l'autre : la chute, dans ce cas, est toujours imminente.

Les dissections de pieds-bots faites par le célèbre chirurgien de Pavie lui ont démontré que les os du tarse ne sont point luxés, qu'ils sont seulement éloignés en partie de leur contact mutuel, et contournés suivant leur axe le plus petit. Voici la disposition qu'il assigne à ces diverses parties.

La tubérosité interne de l'os *naviculaire* est portée obliquement en haut très près de la malléole interne, et la tubérosité externe regarde obliquement en bas : la tête de l'astragale qui n'est plus recouverte que dans le tiers interne de sa circonférence par le scaphoïde, forme une saillie extraordinaire sur le dos du pied. Le cuboïde se comporte à l'égard de la tubérosité antérieure du calcaneum, comme le scaphoïde à l'égard de l'astragale contourné sur son petit axe du bord interne à la plante du pied; il laisse à découvert sur ce bord externe une partie de la facette articulaire du calcaneum, de manière que les ligamens qui unissent ces os en dehors sont fortement allongés. Cette disposition de l'articulation calcanéo-cuboïdienne est la cause de la forme demi-circulaire qu'affecte le bord externe du pied.

Le calcaneum dans son articulation avec la face inférieure de l'astragale est aussi contourné sur son petit axe de dedans en dehors, de manière que sa tubérosité postérieure regarde en dedans et en haut, et l'intérieure en bas.

Enfin les cunéiformes et les os du métatarse, ainsi que les phalanges, éprouvent la même torsion sur leur petit axe.

Quant à l'astragale, il conserve à peu près entre les deux malléoles ses rapports normaux; cependant il peut subir aussi un mouvement de rotation, lorsque la déviation est portée à un haut degré; mais jamais il n'est bien prononcé.

Les parties molles environnantes éprouvent aussi des changemens qu'il est important de connaître : les ligamens du dos du pied sont amincis et tendus par l'éloignement de leurs points d'insertion; ceux du côté opposé par une raison contraire, sont raccourcis, et leur tension est aussi assez énergique à cause de leur rétraction.

Parmi les muscles qui agissent sur le pied, les uns sont raccourcis et tendus, les autres allongés, tendus ou lâches; dans la première catégorie, sont ceux dont les points d'attache sont rapprochés par suite de la déviation du pied, et dans la seconde ceux qui se trouvent dans une circonstance opposée.

Nous avons déjà parlé du défaut de nutrition qui frappe les muscles d'un membre affecté du pied-bot, et de leur accroissement même pendant le repos que nécessite cette difformité; nous n'insisterons pas davantage sur ce point.

Quand la difformité est récente, si le sujet est jeune la main ramène facilement le pied à sa rectitude naturelle; les ligamens alors conservent toute leur souplesse : à mesure que le sujet avance en âge, les ligamens rétractés deviennent plus rigides. Les muscles raccourcis se prêtent moins à l'allongement, et des difficultés plus ou moins grandes s'opposent au retour du pied à sa rectitude normale, et encore ce retour ne peut-il être qu'incomplet : dans un degré plus avancé survient l'ankylose, et alors non-seulement on ne peut changer la direction du pied, mais même les soins prolongés de l'art sont frappés d'impuissance.

Rarement a-t-on à traiter les déviations du pied en dehors. Cependant malgré la rareté du fait, on en rencontre quelques exemples : l'anatomie n'a pas, comme pour les déviations en dehors, montré les divers changemens qu'éprouvent les parties qui concourent à cette difformité : si pourtant il est quelquefois permis en médecine de s'en tenir à l'analogie, on pourra se figurer jusqu'à un certain point l'état des parties; ainsi, ce sera une rotation sur le petit axe en sens inverse des os du tarse et du métatarse, etc.; ne devançons pas les faits, toutefois l'imagination aidée de connaissances anatomiques suffit néanmoins pour faire prévoir ce qui doit arriver dans ce cas.

Le pied-plat n'est, à notre avis, qu'un degré de renversement du pied en dehors. Nous avons eu récemment occasion de donner des soins à un Espagnol proscrit par les réactions politiques, et qui se trouvait précisément dans le cas dont nous parlons : il avait cette organisation des pieds désignée sous le nom de pieds-plats, parce qu'en effet la plante du pied appuie dans toute son étendue sur le sol, et qu'elle ne présente plus cette voûte à laquelle la marche doit sa solidité. Le bord interne du pied était semi-circulaire, arrondi; l'articulation du premier cunéiforme avec le premier métatarsien était saillante en dedans; la malléole interne paraissait plus basse que l'externe, et lorsque le pied appuyait sur le sol, son bord interne avait une tendance à rouler sur lui-même de dehors en dedans; et cependant il n'y avait, à proprement parler, autre chose qu'un pied-plat. La marche était promptement accompagnée de fatigue. Lorsque le pied était soutenu au moyen d'une bande roulée et bien appliquée, la marche avait lieu avec beaucoup plus de facilité : cette chose arrive d'ailleurs à toutes les personnes affectées de cette difformité, ce qui les rend impropres au service de l'infanterie.

Lorsque l'on a affaire à une déviation du pied, il est important d'en connaître la cause; car, sans cela on pourrait commettre des erreurs graves en thérapeutique. Cependant nous ne croyons pas ce diagnostic hérissé de difficultés insurmontables, et nous pensons que l'on parviendra toujours, en y portant quelque attention, à reconnaître les principales circonstances de la maladie.

Il faut s'attacher, avons-nous dit, à reconnaître la cause de la déviation du pied; et c'est ici qu'il convient de séparer d'une manière bien tranchée les déviations congéniales de celles qui sont accidentelles, et qui résultent d'abcès, de fractures, de luxations, etc.

Il faut s'assurer surtout si une ankylose plus ou moins ancienne ne s'oppose pas à la guérison, et pour cela, on aura égard, à la contraction plus ou moins énergique des muscles qui concourent à maintenir le pied dans sa déviation; on s'assurera par le toucher, en faisant prendre aux membres diverses attitudes, du degré de souplesse des ligamens, etc.

Nous ne voyons pas comment il serait possible de confondre un pied-bot avec une maladie de l'articulation coxo-fémorale; mais avant d'entreprendre le traitement, surtout dans le cas où la section du tendon d'Achille est indiquée, il est urgent d'avoir posé toutes les bases sur lesquelles on doit agir, et ces bases dépendent de la connaissance exacte de ces diverses circonstances.

Quant au pronostic, il découle immédiatement de ce que nous venons de dire; en effet, peut-on prévoir les résultats d'un traitement quand la maladie n'est pas bien connue? Il sera donc déduit de l'état des os et des ligamens, l'ankylose seule étant un obstacle à la guérison; l'atrophie des muscles secondaires, comme nous l'avons dit, peut bien prolonger le traitement, mais elle n'est jamais qu'un faible obstacle, puisque ces organes se fortifient du moment où l'on ramène le pied à sa direction normale. L'âge n'est pas non plus un obstacle insurmontable; car, lors même que l'accroissement est terminé depuis plusieurs années, la guérison peut avoir lieu. Tout dépend de la non-soudure des os: on conçoit d'ailleurs que l'ancienneté de la maladie, le degré de la déviation, la rigidité de certains muscles, etc., doivent modifier le pronostic.

Hippocrate a senti les véritables indications curatives du pied-bot, et il a donné des préceptes qui ont été suivis dans l'invention des diverses machines que l'on a employées contre cette difformité. Quelle que soit la machine, elle doit être fondée sur ce principe qu'il faut appliquer au pied une puissance extérieure, « qui le ramène par degré à sa « direction naturelle, sans occasionner de douleurs vives « ou autres incommodités notables, et sans empêcher la « station et la marche pendant le temps qu'on en fait « usage. » (*Boyer.*)

C'est toujours un levier ou un système de leviers dont le point mobile entraîne le pied dans un sens opposé à celui de la déviation. Tout le talent de l'artiste consiste à bien choisir le lieu où il convient de placer le point fixe et la résistance, et à employer des accessoires qui rendent l'usage de ces forces le plus facile et le moins douloureux possible; les diverses machines décrites pas les auteurs réunissent plus ou moins ces conditions.

Nous ne nous attacherons pas à décrire ici la machine de Scarpa, celles de M. Delpech, de M. Boyer, etc. Nous livrerons seulement à l'examen des hommes de l'art une bottine qui nous a déjà réussi dans un grand nombre de circonstances.

Chez les très jeunes enfans, lorsqu'il est permis de ramener le pied à la rectitude naturelle, une simple bande roulée autour du pied et du bas de la jambe suffit pour maintenir le pied dans la rectitude normale, au moins lorsque les enfans ne marchent pas encore; mais dans un état plus avancé de la maladie, il faut avoir recours à des moyens plus énergiques.

L'application des machines finit par ramener le pied à sa meilleure direction; on peut néanmoins parvenir à accélérer considérablement la guérison. En effet, nous avons ici des parties molles à allonger; nous sommes dans le cas des fausses ankyloses.

Les topiques émolliens, les fumigations, les douches, etc., peuvent être avantageux; mais l'on sait que dans l'ankylose dont nous parlons, rien n'a une action plus marquée que les mouvemens bien ménagés, communiqués à l'articulation. Eh bien! dans le pied-bot on aura recours à ce moyen, et on avancera beaucoup la guérison.

D'après ces indications il nous arrive souvent de joindre à l'usage de la bottine celui d'un lit ou d'un fauteuil mécanique, auquel nous adaptons le mouvement oscillatoire, ce qui atteint parfaitement ce but.

Nous avions l'intention de dire aussi quelques mots sur l'ankylose incomplète : le développement imprévu de notre ouvrage ne nous permet pas d'y ajouter ce chapitre. Néanmoins l'ordre des planches serait détruit, si nous retranchions une de celles qui représentent le moyen que nous avons employé dans un cas pareil : c'est pour cela que nous sommes forcés de joindre ici cette observation, qui se trouvera, nous devons le dire, hors de son lieu et place, mais dont le retranchement, nous le répétons, nous était impossible.

Monsieur de G. R., âgé de trente-trois ans, éprouva, il y a douze ans, un rhumatisme articulaire aigu, par suite duquel il s'établit une ankylose des articulations coxo-fémorales. Il vint à Paris, en 1826, consulter M. Lisfranc sur son état. Ce chirurgien, après l'avoir examiné, sentit encore de légers mouvemens dans les articulations, et conçut dès lors la possibilité de la guérison par notre mouvement oscillatoire; il l'envoya dans notre établissement. Voici dans quel état nous trouvâmes ce malade :

D'une taille ordinaire, d'un tempérament bilieux sanguin; les cuisses parfaitement immobiles sur le bassin, sur lequel elles n'étaient pas complètement étendues, c'est-à-dire que le bassin était légèrement incliné en devant, les cuisses rapprochées, de sorte que les genoux n'étaient écartés que de quelques lignes; cet écartement ne pouvait augmenter par la seule contraction musculaire; mais en éloignant les pieds autant que possible, au moyen du point d'appui que ces organes prenaient sur le sol, l'écartement pouvait aller à deux lignes. Tout autre mouvement des cuisses était impossible; les jambes et les pieds conservaient toute la liberté de leur articulation. De là toute la marche s'effectuait au moyen des mouvemens des jambes sur les cuisses; et comme les leviers étaient raccourcis de moitié, les pas devaient être et étaient en effet plus courts, plus rapprochés, plus difficiles, et la marche plus lente.

La colonne dorsale, peut-être par suite de l'affection rhumatismale, et encore par les modifications apportées dans la locomotion, avait subi une incurvation telle que le dos était fortement bombé en arrière, et que les parties antérieures du tronc étaient courbées en avant. Il régnait dans les mouvemens du tronc une raideur considérable, de sorte que le tronc, le bassin et les cuisses formaient un système continu entre la tête et les jambes.

On conçoit, d'après cela, combien M. de R. devait éprouver de difficulté dans l'exercice de ses facultés locomotrices. Il désirait ardemment sa guérison. Le léger écartement des genoux, noté plus haut, un léger mouvement sensible à la main appliquée sur les trochanters faisait croire que l'ankylose n'était pas complète, ou plutôt qu'elle était du nombre de celles que l'on nomme *fausses*. C'était l'avis de M. Lisfranc, c'était aussi le nôtre: nous tentâmes la guérison.

Pour rendre aux articulations malades le mouvement

qu'elles avaient perdu, une seule indication se présentait : relâcher les ligamens naturels resserrés, et allonger les ligamens cellulaires ou cellulo-fibreux qui pouvaient être le résultat de l'inflammation arthritique. Pour y parvenir, deux moyens se présentaient : 1° les topiques relâchans, tels que bains, douches de vapeur, cataplasmes, etc., tout fut mis en usage ; 2° le second et le plus important consistait dans des mouvemens communiqués aux membres. Pour parvenir à ce but, l'effort des mains était et eût été insuffisant, tant les cuisses étaient serrées. Il fallut donc recourir aux moyens mécaniques, et les diriger toutefois avec la prudence nécessaire pour ne donner lieu à aucun accident : nos lits mécaniques nous parurent très propres à obtenir l'effet que nous désirions; il suffisait d'ajouter quelques poulies de renvoi au moyen desquelles une corde viendrait tirer les genoux en dehors et en haut en même temps. Il est inutile de faire ici une description complète de l'appareil; il suffira de faire observer que l'oscillation obtenue par la roue ovale a ici son plein effet, et que les cuisses se trouvent alternativement tirées en dehors et relâchées, et que ces mouvemens peuvent se répéter pendant des heures entières.

M. de G. R. est soumis depuis deux mois à ce traitement, et le résultat que nous avons obtenu est un écartement du genou de 4 pouces et 1/2 à 5 pouces; les mouvemens sont plus sensibles à la main appliquée sur le grand trochanter.

Nous n'avons point encore cherché à obtenir les mouvemens d'élévation ou de flexion; voici ce que nous nous proposons de faire lorsque l'écartement des cuisses sera un peu plus grand : en même temps qu'on écartera, on fléchira les cuisses au moyen d'une poulie de renvoi convenablement disposée; et pour cela il faudra fixer le bassin au moyen d'une ceinture : et comme la colonne vertébrale s'est courbée en avant, on en cherchera le redressement en ajoutant au lit les moyens d'extension dirigés contre les déviations. Lorsque l'écartement des cuisses sera suffisant, on joindra aux autres moyens l'exercice du cheval, dont nous nous promettons un bon résultat. En résumé, d'après l'amélioration obtenue jusqu'aujourd'hui, nous espérons obtenir une guérison complète, au moins autant qu'elle peut l'être, avant un an d'ici.

Ce malade, placé à côté de l'appartement de M. J....., a aussi appelé particulièrement l'attention de M. Shaw et de M. le professeur Lallemand.

N. B. Le mécanisme qui a servi à ce malade est représenté planche V.

Au mois d'octobre 1826, M. de G. R. fut affecté d'une

uréthrite, et d'un rhumatisme qui a successivement parcouru les muscles du col, de l'épaule droite, les articulations fémoro-tibiales, etc., et s'est ensuite fixé sur l'articulation du genou gauche. Cette circonstance l'a retenu pendant deux mois au lit, et l'a empêché de suivre son traitement. Lorsqu'il fut rétabli, il partit pour son pays : nous ignorons si depuis il a suivi le traitement qu'il avait commencé.

FIN DE LA DEUXIÈME PARTIE.

www.ingramcontent.com/pod-product-compliance
Ingram Content Group UK Ltd.
Pitfield, Milton Keynes, MK11 3LW, UK
UKHW020201250726
13967UKWH00003B/1206